こんなときどうする

ペースメーカプログラミングのキモ!

■ 監修
山科 章 東京医科大学名誉教授
東京医科大学医学教育推進センター特任教授

■ 著者
五関善成 厚生中央病院循環器内科統括部長

Points of Pacemaker
Programming

MEDICAL VIEW

本書では，厳密な指示・副作用・投薬スケジュール等について記載されていますが，これらは変更される可能性があります。本書で言及されている薬品については，製品に添付されている製造者による情報を十分にご参照ください。

Point of Pacemaker Programming
（ISBN978-4-7583-1953-9　C3047）

Chief Editor：Akira Yamashina
　　Author：Yoshinari Goseki

2019. 7. 1　1st ed

©MEDICAL VIEW, 2019
Printed and Bound in Japan

Medical View Co., Ltd.
2-30　Ichigayahonmuracho, Shinjyukuku, Tokyo, 162-0845, Japan
E-mail　ed ＠ medicalview.co.jp

推薦の辞

　わが国の2018年1年間のペースメーカ植込み件数は新規43,495，交換17,743で合計61,238件であり，ペースメーカの累計患者数(生存者)は約25万人と推定されている。ペースメーカ患者のほとんどが65歳以上の高齢者であることを考慮すると，高齢者の150人に一人以上にペースメーカが植込まれていることになる。すなわち，超高齢社会にあってペースメーカはCommon diseaseともいえる。当然ながら精密機器であるので，適切に作動しているかどうか，その患者にとって最適なモードになっているかを確認する必要がある。

　自動車の車検・定期点検に相当するものにペースメーカ・クリニックがある。そこでは主に，ペースメーカ本体が植込まれている胸部にテレメトリ端子を置き，プログラマ装置とペースメーカ本体の間で通信を行い，

　①ペースメーカが設定どおりに作動しているか

　②電池寿命はどのくらい残っているか

　③ペースメーカ本体やリード線に問題がないか

　④危険な不整脈が出現していないか

　　などが確認される。

　ペースメーカにはさまざまな機種があり，しかも製造会社によってその機能や名称が微妙に異なっている。しかも，技術の進歩とあいまってその機能は，年々，より高度化し，複雑化している。これらに精通することは不整脈専門医でも容易でない。ペースメーカ心電図を判読する際に，機能が正常なのか異常なのか迷うこともまれでない。夜間休日にペースメーカ植込み患者が，何等かのペースメーカがらみの問題で救急受診することもまれでない。他科からMRIやCTを撮影してよいか，手術に問題ないかといったコンサルテーションもまれでない。MRI撮影前後の対応，術後のペースメーカ機能の確認などに対応する必要もある。循環器科医にとって，そのトラブルシューティングを含めて，ペースメーカについての基本的な知識の習得は必須である。

　しかし，このニーズに応えてくれるまとまった解説書はこれまでなく，それぞれの医師が苦労していたであろうと想定する。本書の著者である五関善成先生は，総合内科専門医であり，さらにそのサブスペシャリティーとして，循環器専門医であり不整脈専門医である。長年にわたる多数のペースメーカ患者の管理，ペースメーカ・クリニックの経験をもとに，ペースメーカの基本からその管理，トラブルシューティングを分かりやすくまとめたのが本書である。日進月歩のペースメーカであるが，現時点の最新の技術・知識が反映されている。五関先生が所属する厚生中央病院のペースメーカ・クリニックでペースメーカーチェックを実施している会社は，日本メドトロニック，日本ライフライン，日本光電，フクダ電子，ボストン，アボット(セント・ジュード・メディカル)，エラ・メディカル，ソーリン，バイオトロニックと8社に及んでいる。その経験が随所に散らばった解説書といってよい。ペースメーカ植込み患者を担当しているすべての循環器内科医，ペースメーカに関係している臨床工学士，さらにはペースメーカを販売しているMRには必読の書として，本書を推薦する。

　令和元年5月

東京医科大学名誉教授
東京医科大学医学教育推進センター特任教授

山科　章

序 文

　徐脈性不整脈に対するペースメーカ治療はすでに確立されたものになり，わが国におけるペースメーカの新規，交換術をあわせた手術件数は年間5万件以上行われている。また，それに伴いペースメーカのテクノロジーの発展には目覚ましいものがあり，自動閾値調整や自動感度調整，モードスイッチ，不整脈診断機能，遠隔モニタリングなどのソフト面に加えて，条件付きMRI対応機種やリードレスペースメーカなどハード面でも高機能化している。しかし，これらの各機能に十分精通し，常にアップデートして臨床に還元できているかは自分も含めて自信のない方も多いと思われる。また，ペースメーカ心電図所見も複雑化し，ペースメーカチェックをしていて異常な心電図なのか設定に伴う適切な作動であるか判断に難渋する場合もしばしば経験する。

　これらの原因としては新しい知識の絶対量が多いことに加えて，各社ペースメーカに備わった同様の機能でも会社ごとに名称が異なるなど用語の問題や，各社の機能の違いを系統的に学習する機会が乏しいことがあげられる。

　ペースメーカの植込み手技に関する良書は数多く見受けられるが，実際にはペースメーカは植込んでからがスタートであり，その後長期にわたりペースメーカ患者の状態に応じて設定の調整をし，収集された情報を活用していく必要がある。本書は各社のペースメーカ機能につき，項目ごとに比較解説することでアルゴリズムの違いや，その背景にある各社のコンセプトへの理解を深められるように配慮した。また，ペースメーカ外来で想定される問題事例や起こり得る不具合への対策も追加し，定期フォローにおける「実践書」として他に類のない一冊になったと思われる。

　本書がペースメーカフォローに携わる医師，メディカルスタッフ，そしてペースメーカ／ICD関連情報担当者（CDR）を目指す医療関係者の方すべてにお役立ていただけることを祈念している。最後になりましたが本書の発刊に際し自社製品の記載内容の確認や資料の提供，不明な情報を随時海外の本社にも問い合わせいただいた各ペースメーカ会社の担当者の皆様，企画から刊行までご尽力いただいた編集部の皆様にこの場をお借りして心より感謝の意を表したい。

令和元年5月

厚生中央病院循環器内科統括部長

五関善成

目 次

I 覚えてますかこんなこと，あんなこと
－プログラミング前の基本知識のおさらい！－

各種設定・基本の基

①ペースメーカモードの設定 10

②レートの設定 16

③ペーシング出力の設定 22

④センシングの設定 26

⑤極性の設定 30

⑥AVディレイの設定 33

⑦不応期の設定 37

II フォローアップ時に知っておくべきこと

外来時にチェックすべき基本項目 44

緊急ペーシング 52

ワイヤレステレメトリ 54

Ⅲ こんなときどうする再プログラミング
－覚えよう！取説には書いていないマル秘情報！－

緊急時設定のキモ：ペーシング編
①不必要なペーシングが出ている ………………………………………… 58
②必要なペーシングが出ない ……………………………………………… 65
③2：1心室ペーシングしている場合 …………………………………… 68
④ペーシング後latencyを認める場合 ………………………………… 70

緊急時設定のキモ：センシング編
①心室波を心房側でオーバーセンシング（FFRW）している場合 ……… 72
②ペースメーカ起因性頻拍（PMT）を認めた場合 ……………………… 74
③反復性非リエントリー性室房同期（RNRVAS）を認めた場合 ……… 78
④偽偽融合収縮（pseudo-pseudo fusion）を認めた場合 ……………… 80
⑤クロストークが疑われる場合 ………………………………………… 82

緊急時設定のキモ：ジェネレータ・リード編
①急激な閾値の上昇を認めた場合 ……………………………………… 85
②リード抵抗が急に上昇または低下していたら ……………………… 86
③心内電位にノイズの混入を認めたら ………………………………… 88

緊急時設定のキモ：その他
①横隔神経刺激を認めた場合 …………………………………………… 93
②ペースメーカ症候群 …………………………………………………… 94
③心機能が低下してきた場合 －右室ペーシングを減らす方法－ ……… 96
④労作時に息切れを自覚する場合 ……………………………………… 106

上室不整脈が多い場合	110
心室不整脈が多い場合	124
小児の場合	126
血管迷走神経性失神の場合	128
主なペースメーカ不具合事象のまとめ	134
特殊な状況時での設定を求められた場合	136
リードレスペースメーカ	142

Ⅳ 各種モニタリング機能を活用しよう

不整脈関連モニタリング	154
心不全関連モニタリング	160
その他の生体情報モニタリング	164
遠隔モニタリング	169

巻末付録①：ペースメーカ関連用語略語集	172
巻末付録②：代表的な各社デバイスとプログラマ一覧	173
索引	174

覚えてますか
こんなこと，あんなこと
プログラミング前の基本知識のおさらい！

Ⅰ

覚えてますかこんなこと，あんなこと −プログラミング前の基本知識のおさらい！−

各種設定・基本の基
① ペースメーカモードの設定

Point
- ペースメーカ機能を理解し，利用しやすくするために，標準化されたNBGコードが作成されています。
- 使用される文字は，ペーシングする心腔，センシングする心腔，センシング事象に対するペースメーカの反応を表しています。
- 基本は3文字コード。心拍応答機能が4文字目にときどき追加されます。5文字目は通常のペースメーカで使うことは少ないです。

ペースメーカモードとは

　現在のペースメーカは通常複数の機能を併せもっています。最も基本的なものは，もともとの心臓自体の脈（自脈）の電気的リズムを検知する機能です。通常一定時間の間に自脈を検知しなければ，ペースメーカは心房または心室を短時間定電圧で刺激します。この検知（センシング）と刺激（ペーシング）の機能が心拍動ごとに繰り返されます。センシングとペーシングが心房のみ，または心室のみで行われるのがシングルチャンバーペースメーカで，心房と心室それぞれに対してセンシングとペーシングの機能をもつのがデュアルチャンバーペースメーカです。

　ペースメーカ機能を理解し利用しやすくするために，標準化された分類コードが作成されています。大部分は3文字コードで示されますが，それに加えてレートレスポンスや心室ペーシング率を最小化するモードがあります。

　ここでは基本的なペーシングモードの意味と機能および適応について解説します。

● ペーシングモード表記の意味

　さまざまなペーシング機能の基本として，3文字コードが1974年アメリカ心臓協会（AHA）とアメリカ心臓病学会（ACC）との共同提言で作成されました。その後1987年に北米心臓ペーシング電気生理学会（NASPE）と英国心臓ペーシング電気生理学会（BPEG）とが共同でNBGコード（NASPE/BPEG Generic pacemaker code，国際ペースメーカーコード）として5文字コードを提唱し，2002年に改定され現在に至っています（表1）。

　使用される文字は，ペーシングする心腔，センシングする心腔，センシング事象に対するペースメーカの反応（抑制または誘発ペーシング），労作中の

AHA：
American Heart Association

ACC：
American College of Cardiology

NASPE：
North American Society of Pacing and Electrophysiology

BPEG：
British Pacing and Electrophysiology Group

表1 抗徐脈ペーシングに対する NBG コード

文字位置	Ⅰ	Ⅱ	Ⅲ	Ⅳ	Ⅴ
分類	ペーシング部位	センシング部位	センスに対する反応	レート調整	多点ペーシング
	O＝なし A＝心房 V＝心室 D＝両方(A+V)	O＝なし A＝心房 V＝心室 D＝両方(A+V)	O＝なし T＝同期 I＝抑制 D＝両方(A+V)	O＝なし R＝調整	O＝なし A＝心房 V＝心室 D＝両方(A+V)

注：5文字で機能を表記しますが，最初の3文字が重要です。

心拍数増加の可否（p.17「レートレスポンス」参照），多点ペーシングの可能性（両心房，両心室において，または1つの心腔に2つ以上のペーシングリード）を表しています。

● 文字列と使用される文字の意味

1文字目：ペーシングする部位（A, V, D, O）
「**A**：心房（Atrium）」，「**V**：心室（Ventricle）」
「**D**：心房＋心室（Dual）」，「**O**：ペーシング機能なし」

2文字目：センシングする部位（A, V, D, O）
「**A**：心房（Atrium）」，「**V**：心室（Ventricle）」
「**D**：心房＋心室（Dual）」，「**O**：センシング機能なし」

3文字目：作動モード（T, I, D, O）
「**T**：トリガーモード（Trigger）」，「**I**：抑制モード（Inhibit）」
「**D**：トリガー＋抑制モード（Dual）」，「**O**：トリガーおよび抑制機能なし」

4文字目：レート調節機能（R, O）
「**R**：レートレスポンス機能」，「**O**：レートレスポンス機能なし」

5文字目：多点ペーシング機能
「**A**：心房（Atrium）」，「**V**：心室（Ventricle）」
「**D**：心房＋心室（Dual）」，「**O**：多点ペーシング機能なし」

基本的なペーシングモード

適切なペーシングモードを選択する際には，基本となる心臓の電気的異常に加えて，患者の全身状態や，医学的な問題点，運動耐容能，心機能および運動に対する心拍の反応性などを考慮する必要があります。心房または心室にのみリード線を留置するシングルチャンバーデバイスでは VDD や DDD モードなどの設定は不可ですが，心房と心室両方にリード線を留置するデュ

アルチャンバーデバイスではすべてのモードの設定が可能です。以下によく使用されるペースメーカモードについて述べます（**表2**）。

● VVI

VVIは最も基本的なペーシングモードです。VVIペースメーカは心室のみでペーシング（V）およびセンシング（V）が実施されます。センシングイベントがない場合は，設定されたレートで心室ペーシングが行われ，センシングイベントがあるとペーシングは抑制されます（I）。

このモードの利点としては，必要とするリード線が心室リード1本で済むこと，病因にかかわらず危険な徐脈を防げる点があります。しかし，VVIモードは，心房心室間の同期は維持できず，心房心室間の同期が欠如する結果，ペースメーカ症候群（p.94）を引き起こす可能性があります。

VVIモードは徐脈を伴う慢性心房細動のときなどのように，心房との同期が必要ないときに最も適しています。一方，洞機能が正常な例では，特に心機能が低下した例では心房心室間の同期性欠如は血行動態的にも不利益となり，心不全を引き起こす可能性もあり，可能な限りDDDモードを考慮すべきと思われます。

● AAI

VVIに対応する心房のペーシングモードがAAIで，心房のみでペーシング（A）およびセンシング（A）が実施されます。センシングイベントがない場合は，設定されたレートで心房ペーシングが行われ，センシングイベントがあるとペーシングは抑制されます（I）。

AAIモードは房室伝導が正常だが心臓興奮の起点である洞結節が機能不全であるときに適しています。例えば症状を有する洞徐脈または洞停止を認め，運動により心拍数が上昇した際にも房室伝導が保たれているときなどに使用されます。

VVIモードと同様，AAIモードの利点は必要とするリード線が心房リード

表2 代表的なペーシングモード

	Vペーシング	Aペーシング	両方でペーシング
Vセンシング	VVI		
Aセンシング		AAI	
両方でセンシング	VDD		DDD DDI （Aセンシングに同期したVペーシング不可）
センシングなし（電気メス使用時などに設定）	VOO 固定レートでV刺激	AOO 固定レートでA刺激	DOO 固定レートでAV順次刺激

1本で済む点にあり，三尖弁をリードが通過せずペースメーカリードに起因する三尖弁逆流を生じる心配もありません．しかし，VVIと異なりAAIでは房室ブロックによる心室性徐脈を防げないという重大な限界があります．ペースメーカ植込み時に洞不全症候群と診断され房室伝導障害を認めなかった場合（心房ペーシングで140/分まで1：1伝導可能）は，臨床的に房室伝導障害が出現する率はまれ(2%/年以下)との報告もありますが，将来的に房室ブロックが出現する可能性を危惧して，AAIモードが使われる場合は実際には限定的です．

DDD

　DDDモードは最も広く使われており，心房と心室両方でペーシングとセンシングが可能で，心房と心室間の同期性が保たれます．すべての機能をカバーすることができますが，心房・心室それぞれのリードが必要です．また，機能を有効に使用するためにはいろいろな項目に注意して設定を行う必要があります．DDDモードは病因に拠らず洞機能不全や房室伝導障害のある例では適応となります．

　DDDモードのペースメーカの作動パターンとしては以下の4つがあります（図1）．

①洞調律で心拍数が設定レート以上あり房室伝導障害もない場合，ペースメー

図1　DDDペースメーカモードの作動パターン

①すべて自己波形でペースメーカは抑制

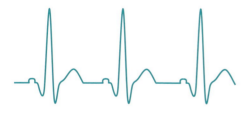

②心房ペーシングに続き自己のQRS波形

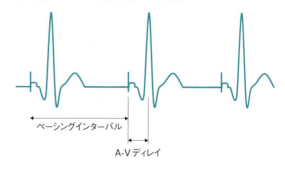

③心房に同期して心室ペーシング

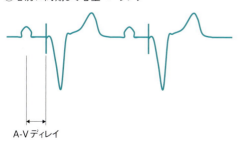

④心房と心室両方が同期してペーシング

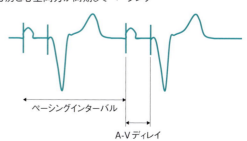

力は抑制されます。

②洞徐脈があるが房室伝導障害はない場合，心房ペーシングに続き自己の
QRS波形が出現します。

③洞調律で心拍数が設定レート以上あるが房室伝導障害を伴う場合，心房に
同期して心室がペーシングされます。

④洞徐脈があり房室伝導障害も伴う場合，心房と心室両方が同期して順次ペー
シングされます。

● VDD

洞結節機能が正常な房室伝導障害の場合に使用するのがVDDモードです。
洞結節機能さえ正常であれば，心房のセンシング用の電極と心室のセンシン
グ・ペーシング用の電極からなる1本のリードでDDDと同様の生理的ペー
シングが可能です。しかし，心房電極は心房内で浮遊した状態で心房電位を
センシングしており，DDDと比べてセンシング不全を認める率が高く，95%
以上の心房センシングができればVDDモードでは許容内と思われます。また
DDDモードと異なり心房ペーシングができないため，洞機能不全で心房ペー
シングが必要な場合にはDDDモードを考慮するべきと思われます。

● DDI

DDIモードでは心房のセンシングとペーシング，心室のセンシングとペー
シングとが可能ですが，自己の心房センシングに同期して心室ペーシングを
することはできません。

例えばペースメーカがDDIでレート50/分に設定され，患者は1:1房室
伝導を伴うレート60/分の洞調律であった場合，ペーシングは完全に抑制さ
れます。もしこれに房室ブロックが生じ自己心室レートが50/分以下になっ
た場合，ペースメーカはレート50/分の心室ペーシングを行います。もし，
設定レート50/分以下の洞徐脈が生じた場合，ペースメーカはレート50/分
で心房・心室同期ペーシングを行います。

DDIモードは頻脈性心房不整脈を有する症例で有用な場合があります。す
なわち，DDIモードでは心房センシングに同期しないので，速い心房レート
に同期して早い心室ペーシングが起きるのを防ぐことができます。しかし，
最近のデュアルチャンバーペースメーカにはモードスイッチ機能（後述）がつ
いておりDDDモードでも早い心房頻拍への対応が可能であり，DDIの有益
性は減ってきています。

ペースメーカモードの選択方法の概略を図2に示します。

図2 基本的な至適ペーシングモード決定手順

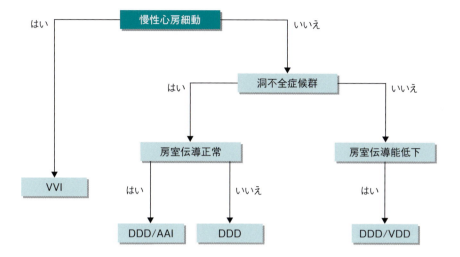

各種設定・基本の基
②レートの設定

Point
- DDDやVDDなど同期モードでは基本レートに加えて，最大トラッキングレートを設定します。
- レートレスポンス機能のセンサには加速度，分時換気量，CLSモードがあります。
- 基本レートは変えずに自己調律を温存する機能としては，ヒステリシス，ナイトレートやレストレートがあります。

基本レート

　基本レートは，センシングイベントがないときのペーシングレートです。自己心拍がこの値を下回るとペーシングを開始します。
　基本レートは通常50〜70bpmに設定されることが多いですが，洞不全症候群や発作性房室ブロックなどで一過性に徐脈になるだけの場合は，普段は自己心拍をなるべく優先させる目的でペーシングレートを低めに設定する場合もあります。

最大トラッキングレート

　最大トラッキングレートは，心房センシングに同期して心室ペーシングできる上限のレートです。
　1：1心房トラッキングは，プログラムされた上限トラッキングレート以下の心房レートに対して発生します。心房レートが上限トラッキングレートを上回った場合には，AVインターバルが徐々に延長し，心室イベント後心房不応期（PVARP，p.38「心房の不応期」参照）内にP波が入ることで心房がトラッキングされず心室ペーシングが出現しないため，心室ペーシングレートが上限トラッキングレートに保たれます。このような上限トラッキングレートの作動は，ペースメーカWenckebach作動として知られています（図1）。Wenckebach作動において心室ペーシングがキャンセルされる発生頻度は心房レートと設定された最大トラッキングレートとの兼ね合いで決まります。例えば，最大トラッキングレートが120bpmに設定されている例で，心房レートが180bpmまで上昇した場合，心房センシングイベント数と心室ペーシン

PVARP：
post ventricular atrial refractory period

図1 最大トラッキングレート

a：最大トラッキングレート以下の心房レートのとき
　ペースメーカは基本レートで作動している。
b：最大トラッキングレートを超えた心房レートのとき
　ペースメーカ Wenckebach 作動が開始し，AV インターバルの延長後 4 拍目の P 波が PVARP
　内に入ったため心室ペーシングが出現していない。

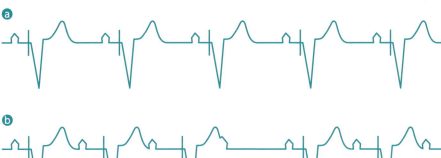

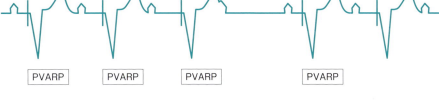

グイベント数との比は 3：2 になります。

　また最大トラッキングレートは個々の患者に適した値に設定する必要があります。活動能力の低い患者には，低い値に設定することが推奨されます。また，狭心症あるいは虚血性心疾患の既往のある患者にも高い最大トラッキングレートの設定は避けます。

$$(220 - 年齢) \times 0.8$$

を参考に設定しますが，通常は 120bpm 前後の設定が多いです。

レートレスポンス

　患者の状態によっては，身体活動に応じた心拍数の変動が認められず，息切れや疲労，めまいなどを自覚する場合があります。このような場合，固定のペーシングレートでは身体活動時にもペーシングレートは一定であり，自覚症状の改善にはつながりません。

　レートレスポンス機能とは，患者の運動強度に基づきペーシングのレートを調節し，最適化する機能です。患者が肉体的に活動している判断の指標としては，現在さまざまなアクティビティセンサが使われています（体表の加速度，分時換気量，右室のインピーダンスの変化など）。センサは 1 つのみの場合と，複数のセンサの比率を組み合わせて使用できる場合とがあります（表1）。

　以下に各種センサの特徴を解説します。

表1 各社レートレスポンス機能の指標

ペースメーカ機種	加速度	分時換気量	CLS モード
Azure XT (Medtronic 社)	◯	.	
ACCOLADE (Boston Scientific 社)	◯	◯	
Assurity (Abbott 社)	◯		
Evity 8 (BIOTRONIK 社)	◯		◯
KORA 250 (SORIN 社)	◯	◯	

CLS：closed loop stimulation (p.19)

● 加速度センサ

　患者の身体活動に伴う動きを検出し，体動の強さに比例して電気信号を発します。加速度センサは一般的な生理的身体活動の周波数範囲（1 ～ 10Hz）の動作に反応し，センサ信号の周波数および振幅を評価します。周波数は，早足で歩行しているときの毎分の歩数など，身体活動がどの程度の頻度で起きているかを示します。振幅は，歩行中にどの程度力強く歩いたかなど振動の力の強弱を示します。加速度センサに入力された値に基づき，パルスジェネレータは運動から生じた患者のエネルギー消費量を推定し，その推定量分をレート増加に変換します。

　加速度センサはパルスジェネレータ本体の缶には接触していないので，缶にかかる圧力には反応しません。また，特に前後の動きには敏感ですが，自転車こぎのような上半身の動きが少ない身体活動が含まれると，実際の運動量に比して少ないペーシング応答となる場合があります。

● 分時換気量 (MV)

MV：
minute ventilation

　分時換気量測定装置は約 50msec（20Hz）ごとに心内リードの近位電極（リング電極）とペースメーカ本体との間に興奮波形を生じさせる電流を流します。リング電極とペースメーカ本体との間の電流は，呼吸によって変化する胸郭を横切る電界を形成します。吸気時には胸郭インピーダンスは高く，呼気時には低くなります。パルスジェネレータは，呼吸数と 1 回換気量の積である胸郭インピーダンスから分時換気量を測定し，これを基にセンサ指示レートを計算します。MV センサは運動開始直後すぐには反応しないため，加速度センサなどと組み合わせて使用する場合が多いです。

　体外式患者モニタ（呼吸監視装置，体表 ECG モニタ，血行動態モニタなど）は胸郭インピーダンスを用いた分時換気量測定に影響を与える可能性があります。干渉が起きると，ペーシングレートが上昇することがあり，その場合には MV センサを OFF にする必要があります。また，呼吸器を使用する場合は MV センサを OFF に設定します。

● CLS モード

CLS モードでは，循環中枢の情報を得るために，心室内の電極とペースメーカ本体の間でインピーダンスを測定しています。このインピーダンスは電極周辺（約 1cm³）の心筋の状態に強く依存するため，循環器系に負荷がかかると，自律神経系の作用により収縮性が変化しインピーダンスの経時的変化を引き起こします。このインピーダンス変化を基に指示レートを計算します。CLS 機能はストレスを感知すると即座に反応するので，加速度センサと併用する必要はありません。また，自律神経の変化は精神的なストレスでも生じるため，精神的なストレスに対する生理的な心拍変動も再現できます。

CLS：closed loop stimulation

ヒステリシス

レートヒステリシスは，自己調律を感知すると次にペーシングをする予定のタイミングを遅らせて自己脈の出現を待つ機能です。すなわち自己調律をセンシングした後にエスケープインターバルを長くとり，次に起こる自己調律の温存を図ります（図2）。これによりペーシング刺激の回数を少なくし，ペースメーカの電池寿命を延長させることができます。ヒステリシスレートでペーシングが1回発生するとすぐに基本レートでのペーシングに移行します。

図2　VVI モードにおけるヒステリシス
① 最初の2拍は基本レートインターバル（白いバー）でペーシング。
② 3拍目に心室センシングイベントの出現後ヒステリシスインターバル（グレーのバー）が適用開始。
③ 4拍目はヒステリシスインターバルが終了前にセンシングイベントが発生したため，ヒステリシス作動が継続。
④ 5拍目はヒステリシスインターバルが終了したため，心室ペーシングが行われ，基本レートインターバルが再度適用開始された。
⑤ 6拍目は基本レートでの心室ペーシングが行われた。

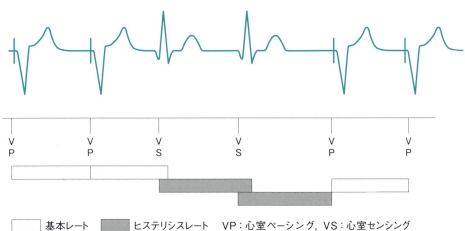

心拍数の大きな突然の変化を避けるために，通常はプログラムした基本レートの20bpm以下までのヒステリシスに設定します（基本レート60bpm，ヒステリシスレート50bpmなど）。
　Boston Scientific社製ではサーチヒステリシス，BIOTRONIK社製ペースメーカではスキャンヒステリシス，Abbott社製ではサーチインターバルとよばれ，一定期間のペーシングごとに，デバイスがペーシングレートを一時的にヒステリシスレートまで低下させ，積極的に自己調律の有無をサーチする機能がついています。

安静時および夜間のレート調節

　代謝が低下する夜間だけ，ベーシックレートを低くする機能があり，Medtronic社ではスリープファンクション，BIOTRONIK社ではナイトレートとよばれます。夜間のレートおよび開始時間（就寝時間）と終了時間（起床時間）を設定します。機種により異なりますが，通常30分ほどかけて就寝時間から徐々にナイトレートまでペーシングレートが低下し，逆に起床時間からは30分ほどかけて徐々に基本レートまでペーシングレートが増加します。（図3）

図3　ナイトレートの作動

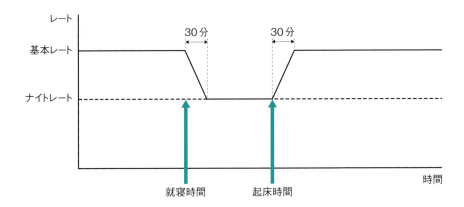

患者が，時差のある場所へ旅行するときは，それに合わせてナイトプログラムの時間を短くするか，OFF にします。また，設定時間の正確性を期すために，プログラムする際にはペースメーカ内の時計（デバイスロック）を正確な時刻に合わせることも必要です。

　また Abbott 社製や SORIN 社製ペースメーカではレストレートといって，レートレスポンス用のセンサを利用して，呼吸や心活動が低下し，睡眠時や安静状態であると判断した場合，基本レート以下に設定されたレストレートにペーシングレートを調整する機能があります。変動性の勤務シフトなどで睡眠時間が変動する場合などには有用です。

機能解説！

各社夜間レートの名称

Medtronic 社	スリープファンクション
BIOTRONIK 社	ナイトレート
Abbott 社	レストレート
SORIN 社	レストレート

各種設定・基本の基
③ペーシング出力の設定

Point
- Strength-duration 曲線に基づき，パルス幅 0.4 ～ 0.5msec 付近で最も効率よく出力が得られます。
- 閾値電圧を基に少なくとも安全マージンとして2倍の電圧値が推奨されます。
- 自動出力調節機能により電池寿命の延長が期待できます。
- 植込み後，閾値の変動が大きい場合には，固定の高出力設定で閾値が安定するまで経過観察をします。

ペーシング閾値・出力

　心筋を興奮させるのに必要な最低限度の出力を刺激閾値といいます。出力はパルス幅（刺激時間）と電圧によって規定され，横軸にパルス幅，縦軸に閾値電圧をプロットした曲線を strength-duration 曲線（図1）といいます。パルス幅を延長していくと閾値電圧は低下していきますがその効果は徐々に減弱し，パルス幅を延長しても閾値電圧は低下しなくなります。

　パルス幅を最大限延長したときの閾値電圧を基電流といいます。パルス幅を短くしすぎると閾値電圧が上昇し，パルス幅を長くしすぎると閾値電圧は低下しないので消費電流が大きくなり電池の無駄使いになります。閾値電圧が基電流の2倍になる点で最も効率よく出力が得られ，通常パルス幅 0.4 ～ 0.5 msec 付近がそれに相当します。

　電圧とパルス幅は心房と心室それぞれ独立して設定できます。心臓に送られるエネルギーはパルス幅に直接比例するので，パルス幅を2倍にするとエネルギーも2倍になります。安全マージンを適切に保ち，パルス幅を短くプログラムすると電池寿命を長くできますが，心筋補足不全を防ぐためパルス幅の設定を 0.3 msec より短くするのは推奨されません[1]。一方，1.4 msec を超えるパルス幅の設定は，電池の無駄遣いとなるので避けるべきです[2]。また，心臓に送られるエネルギーは電圧の2乗に正比例するので，電圧を2倍にするとエネルギーは4倍になります。安全マージンを適切に保ち，電圧を小さくプログラムすると電池寿命を長くできます。心房/心室において閾値電圧を基に少なくとも安全マージンとして2倍の電圧値が推奨されます。

図1　Strength-duration 曲線

ペーシングパルス幅が長ければ閾値電圧は低下しますが，パルス幅が 1.5～2.0msec 以上になると閾値電圧はほぼ一定となります。無限大のパルス幅に対応する閾値電圧を基電流（rheobase）といいます。閾値電圧が基電流の2倍のときのパルス幅の値は 0.4～0.5msec 付近になり，最もエネルギー効率がよくなります。

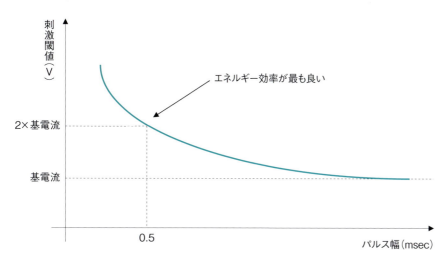

自動出力調節機能

　心室または心房/心室のペーシング閾値をモニターし，閾値に対して出力を自動的に調整する機能です。薬物療法や心臓の状態の変化によってペーシング閾値は変動する場合があり，常に十分なセーフティマージンを確保した必要最低限の出力でペーシングすることで，安全に電池寿命の延長が期待できます。

● 自動出力調節機能の原理

　自動出力調節機能の原理として，ペーシングが心筋を補足したか否かを自動判定するために evoked response（ER）を検出する方法が用いられています。ER は心筋が収縮する際に発生するわずかな電気シグナルですが，ペーシングパルスが出力されると電極周囲の電解質イオンが移動し分極電圧が発生します。自動出力調節機能では ER 検出のために blanking period を設定して分極電圧と ER とを区別しています（図2）。ただし，心房に関しては心房筋の ER は小さく検出が難しいので，ER ではなく房室伝導を介したものや，自己の P 波の有無を基に心筋補足を判断する機種もあります。

● 自動出力調節機能を設定

　自動出力調節機能を設定する際には，自動閾値テストを施行し ER が検出されているのを確認後（SORIN 社製は除く），自動出力調節機能を ON にプロ

グラムします．併せて自動出力調節機能閾値測定時間（AM 1 時など定時または 8 時間ごとなど定期），閾値に対するマージン（閾値に 1.0V 上乗せや閾値の 1.5 倍など）の設定も行います．

　自動閾値テストは，心房であれば自己レートよりも速いレートに上昇させ，心室であれば，自己の房室伝導がある場合には AV ディレイを短くして fusion beat を避けて完全に心室ペーシングリズムとします．ER の検出をもとに心筋補足の有無を判断し閾値測定をしますが，各社とも自動閾値テストの際は，心筋補足不全（loss of capture）となっても必ず高出力のバックアップペーシングが行われ，脈が抜けるのを防ぐ仕組みになっています．

● 設定時の注意点

　自動出力調節機能設定時の注意点としては，ペーシングタイミングおよびレートの変化によって閾値も変動する可能性があることです．自動出力調節

図2　Evoked response 検出原理

Abbott 社のペースメーカの例を示します．
上段：ペーシングパルス出力後 ER 検知器は電極で起こる分極を誤認識しないよう刺激から 14msec 間はクローズとなり，その後 46msec の間だけオープンになります．その間に ER が検知されれば心筋補足があると判断されます．
下段：一方，ER が検知されなかった場合，ペースメーカは最初のペーシング後 100msec 以内にバックアップセーフティパルスを出します．この際，もし実際には自己心拍があったとしても心筋不応期に相当し，バックアップセーフティパルスは無効刺激となるので問題はありません．

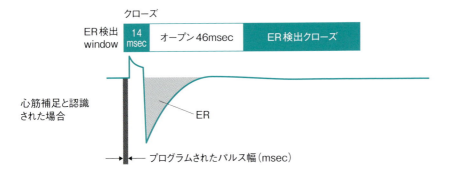

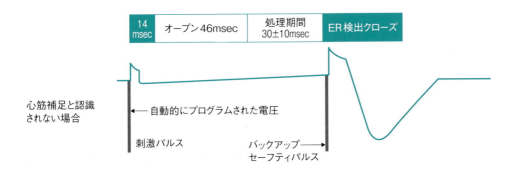

機能では出力の上限が決まっているので，部分的または完全なリードのディスロッジメント発生時には，自動出力調節機能をプログラムしていてもキャプチャー不全を防止できない場合があります。また，自動出力調節後から次回のテスト時までの間になんらかの理由で急激な閾値上昇が起こった場合は，ERを毎心拍ごとに確認している機種のみが補足不全時にバックアップペーシングを送出でき，そうでない機種はペーシングエラーとなるため脈が抜けることになります。植込み後閾値の変動が大きい場合には，固定の高出力設定で閾値が安定するまで経過観察したほうが安全と思われます。

　また，自動閾値測定は夜間に行うように設定されている場合が多いこともあり，まれに閾値チェックの際のペーシングを胸部不快感として自覚される患者がいます。このような患者は普段ペーシングの割合が極めて少ない場合が多く，この場合には自動出力調節機能をプログラムすることのメリットは少ないと思います。

　表1に各社の自動出力調節機能の特徴をまとめます。

表1　各社自動出力調節機能の比較

	名称	出力調節可能部位		最高出力	測定間隔	毎心拍ごとの補足確認	その他
		心房	心室				
Azure XT（Medtronic 社）	Capture Management	○	○	5.0V/1.0msec	24 時間（時間設定不可）	不可	AM1：00 に測定開始し，心室終了後心房を測定。時間設定は不可
ACCOLADE（Boston Scientific 社）	PreSafe		○	3.5V/0.4msec	21 時間	可	
Assurity（Abbott 社）	ACap Confirm	○		5.0V/1.5msec	8 時間または 24 時間	不可	
	Auto Capture		○	5.0V/1.5msec	8 時間または 24 時間	可	心室は 2 連続補足不全時にも自動閾値測定開始
Evity 8（BIOTRONIK 社）	Capture Control	○	○	6.0V/0.5msec	0.1 時間から 24 時間	可（心室のみ）	心房の測定では ER 評価ではないため，自己心房レートがない場合もしくは逆行性伝導がない症例では，適切に作動しない可能性がある
KORA 250（SORIN 社）	閾値自動調節機能	○	○	5.0V/1.0msec	6 時間	不可	完全房室ブロックでは心房の閾値チェック不可

◇ 文献

1) Kok LC, Hanna GP, Brpenstein S, et al: Effect of Short Pulse Width Programming in AutoCapture Devices. PACE 2005 ; 28 : S70-S72.
2) Irnich　W: Threshold Measurements: Ten Rules for Good Measuring Practice. PACE 2003 ; 26 : 1738-46.

各種設定・基本の基
④センシングの設定

Point
- ペースメーカが QRS 波，P 波を認識し，T 波や筋電位と区別するためには心内電位波高，特定の周波数帯のみ通すバンドパスフィルターやスルーレートが重要な要素です。
- 感度を小さくするとオーバーセンシングが，感度を大きくするとアンダーセンシングが発生しやすくなります。
- 自動感度調節を設定時には，高電圧センシングイベント後の，自己イベントのアンダーセンシングに注意します。

センシング回路とセンシング閾値

　ペースメーカのセンシング回路は①入力保護回路，②増幅器，③バンドパスフィルター，④絶対値回路，⑤比較器によって構成され，電極から入力された信号がどんな成分の信号かを分析し反応します（図1）。最終段階の比較器で，ペースメーカが自己心拍を認識するうえで必要とされる最低限の電位波高（mV）をセンシング閾値といいます。

　ペースメーカが自己の心内 QRS 波，P 波を認識し，T 波や筋電位と区別するためには心内電位波高以外に，特定の周波数帯のみ通すバンドパスフィルター（図2）やスルーレート（V/sec）が重要な要素ですが，変更できる設定は

図1　ペースメーカのセンシング回路の構成

図1はペースメーカのセンシング回路の詳細を示したものです。電極で検出された心内電位は，①入力保護回路を経て，②増幅器に入り，ここで心内電位の信号を大きなエネルギーの出力信号とします。次にこの信号は，③バンドパスフィルターへ送られ，周波数組成やスルーレートにより区別されます。この信号はこの後，心電位が正に振れたものであっても，負に振れたものであっても，同様に反応できるようにするため，信号の振れを一定の方向に折り返す，④絶対値回路へと導かれます。そしてこの出力波形が，⑤比較器で波高値によって区別され，信号の振幅が設定された感度レベルを超えた場合に検出されることになります。

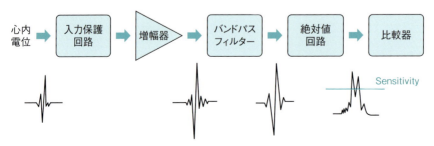

電位波高のみです。

　心内電位の単位時間当たりの電位変化率をスルーレートといいます。心内QRS波のように振幅が大きく立ち上がりが急峻な波形はスルーレートが大きく，心内T波のように振幅が小さく立ち上がりが緩やかな波形はスルーレートが小さくなります（図3）。心内で通常記録されるQRS波やP波のスルーレートは0.5V/sec以上と高いのに比べ，T波のスルーレートは0.5V/sec未満と低いためT波を除去することができます。

感度の設定

　感度はペースメーカがセンシングできる電位の最小値です。例えば，感度1mVに設定すると1mV以上の電位をセンシング可能となります。心房と心室の感度の値はそれぞれ別個に設定可能です。

　低い心内電位を感知するためには感度を小さい値（高感度）に設定する必要がありますが，心臓以外の外部信号を感知するようなオーバーセンシングが発生しやすくなります。一方オーバーセンシングを防ぐには感度を大きい値（低感度）に設定する必要がありますが，心房細動や心房頻拍および洞調律中に確実なP波のセンシングが行われなくなるアンダーセンシングが発生しやすくなります。これは心房細動，心房期外収縮時の心内心房波波高は洞調律

図2　心内電位の周波数分布と波高値

ペースメーカのセンシング回路は，一定の周波数範囲だけを通過させるバンドパス特性をもっています。図2に曲線で示されたものがバンドパスフィルターの特性です。この曲線は，たとえばX Hzの周波数の信号であれば，振幅がY mVを超えて初めてデバイスが反応することを示しています。バンドパスフィルターのこのような特性によって，QRS波より周波数成分の低いT波や，周波数分布範囲の広い筋電位の影響を排除可能にしています。

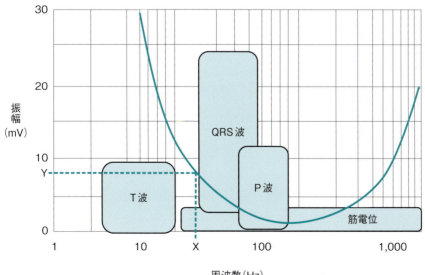

図3 波形によるスルーレートの差

単位時間当たりの電位変化率（dv/dt）をスルーレートと言います。スルーレートの大きなR波はセンシングフィルターを通過しますが（a），スルーレートの小さなT波はセンシングフィルターを通過しません（b）。

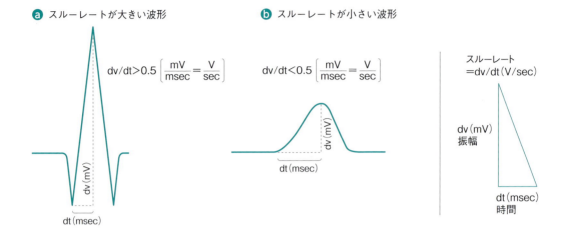

時の心内心房波波高よりも低いことが多いからです。

　センシング閾値は体位，運動などにより変化するので，ペースメーカの感度は通常測定した心内電位の1/2～1/3に設定し，十分なセーフティマージンをとるようにします。

● 自動感度調節

　自動感度調節機能は，定義された範囲内で心房/心室感度を自動的に調整します。この設定を有効にすると自己のシグナル振幅に対して一拍ごとに感度を応答させることができます。

　自動感度調節の原理は，各社多少の違いはありますが基本的には自己心拍またはペーシングイベントの心内波高値を基準として最初の感度を設定し，その後徐々に時間とともに感度を低く（鋭く）していきます。基準となる最初の感度設定は，SORIN社では先行する8拍の平均値を用いますが，通常は1拍ごとのイベントを用います。また，イベント感知後感度を減衰していく方法には，指数関数的（Medtronic社），直線的（Abbott社），階段状（その他の会社）のような違いがあります。図4にAbbott社を例にペースメーカにおける自動感度調節の基本原理を示します。

　この設定により，たとえば心房頻拍時などにおける微小なシグナルを検出できるようになります。逆に高電圧センシングイベントが発生した場合，その後の自己イベントのアンダーセンシングが生じる可能性がありますが，Medtronic社ではそれを防ぐため高電圧センシング時の感度低下に制限がついています。

　各社の自動感度調節機能の特徴を表1に示します。

図4　自動感度調節の原理（Abbott社を例に）

Abbott社の自動感度調節の原理は①最高感度，②センシング不応期，③Threshold Start，④Decay Delayからなります。

①**最高感度**：最大限感度が鋭くなるラインで，この高さまで感度が鋭くなっていきます。

②**センシング不応期**：従来の不応期の意味とは異なり，この期間の間の波高値の一番大きい高さを確認する期間であり，このセンシング不応期の中に収まるものは，1心拍としてカウントします。図のように波高が3峰性になっていた場合，センシング不応期内に入っているため1心拍としてカウントし，そのなかで一番大きな山の波高値が最大の波高値となります。

③**Threshold Start**：先ほど計測した波高値に対して，何％のところから感度を鋭くさせるのかを決める設定です。Threshold Startを75％と設定した場合，波高値が5mVだったら，感度を上昇させる高さは3.75mVから開始となります。感度の上昇はセンシング不応期が終了した後からスタートし，一定の割合で直線的に上昇します。上昇中に，それ以上の波高値が出てきた場合は，センシングすることができます。

④**Decay Delay**：心室の場合，脱分極が終わった後には再分極があり，心電図でいうQRS波のあとにT波が必ずくるため，心内電位でもそのT波をオーバーセンシングしてしまうことがあります。そのため，感度を鋭くする開始ポイントをセンシング不応期が終わったあとから少し後ろにずらすことにより，T波のセンシングを回避することができます。その後ろにずらす設定がDecay Delayです。図ではDecay Delayを設定しないと実線のようにT波をオーバーセンシングしてしまいますが，Decay Delayを設定することにより破線のようにT波のオーバーセンシングを回避できます。

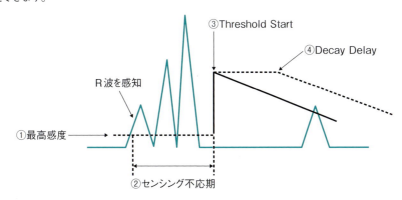

表1　各社自動感度調節機能の比較

高電圧センシングイベントが発生した場合，その後の自己イベントのアンダーセンシングが生じる可能性があるためMedtronic社ではそれを防ぐため感度低下に制限がついています。一方，BIOTRONIK社では感度低下の制限はないため，基本的には固定感度を推奨しています。

名称		設定可能電極		設定可能部位		その他
		単極	双極	心房	心室	
Azure XT（Medtronic社）	オートアジャストセンシング		○	○	○	高電圧センシングイベント発生後は，その後の自己イベントのアンダーセンシングを防ぐため，感度低下は制限される
ACCOLADE（Boston Scientific社）	オートゲインコントロール	○	○	○	○	単極での設定は推奨されない
Assurity（Abbott社）	センサビリティ	○	○	○	○	設定項目：①最高感度，②ペーシング/センシング不応期，③Threshold Start，④Decay Delay
Evity 8（BIOTRONIK社）	オート設定	○	○	○	○	単極・双極問わずメーカの推奨設定は固定感度
KORA 250（SORIN社）	オートセンシング	心室のみ	○	○	○	・先行する8拍の平均を基に調節 ・心房/心室ペーシング中は感度は0.4mV/1.5mVにそれぞれ調節される

各種設定・基本の基
⑤ 極性の設定

- 単極ペーシングは双極ペーシングに比べて体表面心電図（ECG）上でパルス波形が見やすい。
- 双極ペーシングは胸筋刺激や横隔神経刺激が起きにくい。
- 双極センシングは，単極センシングよりオーバーセンシングが起きにくい。

リード極性

　ペースメーカは双極リードが接続されている場合，心房・心室チャンバーにおいてペーシングおよびセンシングの極性をそれぞれ単極（unipolar）・双極（bipolar）のいずれにも設定できます。当然，単極リードが接続されているチャンバーでは，ペーシング・センシングとも単極に設定する必要があります。双極に設定するとペーシングもセンシングもできなくなります。機種によっては双極へ設定変更中にリードインピーダンスを自動的に測定し，もし単極リードが接続されていると双極へ変更できないものもあります。

単極設定と双極設定

　ペーシングには単極刺激システムと双極刺激システムがあります。単極刺激では，リード先端の電極（チップ電極）を陰極（マイナス極），ペースメーカ本体を陽極（プラス極）として両極間に電気を流します。双極刺激ではリード先端の2つの電極間で通電します。通常は先端の電極が陰極で，近位極（リング電極）に陽極が配置されます（図1）。また，センシングの極性を単極に設定すると，心内信号はリードの先端とペースメーカ本体の間で検出されます。センシング極性を双極に設定すると，リードの先端の電極と近位電極間で検出されます。
　以下に単極設定と双極設定の特徴をまとめますが，基本的には単極設定の長所が双極設定の短所，単極設定の短所が双極設定の長所です（表1）。

図1　ペースメーカの極性

単極設定では心腔内に陰極のみが存在し，ペースメーカ本体が陽極となります。
双極設定では心腔内に陽極電極と陰極電極とが存在します。

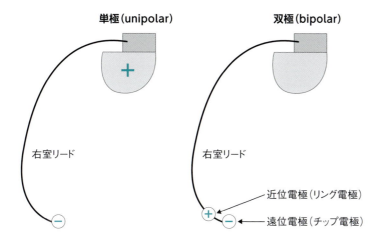

表1　極性による特徴のまとめ

	単極	双極
心電図	ペーシングスパイクが見やすい	ペーシングスパイクが見にくい
電磁障害（干渉）	受けやすい	受けにくい
筋電位による障害	受けやすい	受けにくい
横隔膜/骨格筋刺激	起こしやすい	起こしにくい

単極設定のセンシング/ペーシングの特徴

- 単極ペーシングは双極ペーシングに比べて体表面ECG上でパルス波形が見やすい（図2）。
- 電池の消費が双極より若干少ない。
- 単極ペーシングでは，ペースメーカの本体が1つの電極になります。そのため，植込み部位に筋刺激が生じることがあり，この際はパルス幅やパルス振幅を小さくするか，双極ペーシングへの設定変更が必要となる。
- 単極センシングでは骨格筋電位をセンシングしオーバーセンシングを起こしやすい。

単極を選択した場合，心房感度は0.4mV未満，心室感度は2.5mV未満の値が設定されるとオーバーセンシングの可能性が高まるので推奨されません。

図2 ペーシング波形の極性による違い

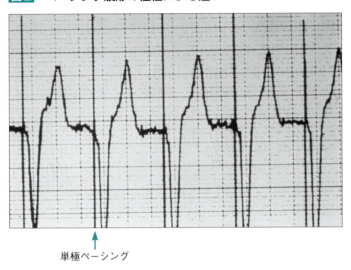

単極ペーシング

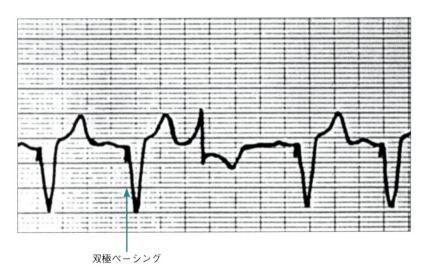

双極ペーシング

〰️ 双極設定のセンシング / ペーシングの特徴

- 双極ペーシングでは刺激電流が心腔内にしか流れないので胸筋刺激の可能性が低い。
- 同じ理由で横隔膜を興奮させる可能性が低い。
- 双極センシングでは電極間が狭いので骨格筋電位や外部電磁波の干渉を受けにくく，感度を高く（低い値に）設定することが可能である。

双極を選択した場合，心房感度は 0.3mV 未満，心室感度は 0.9mV 未満の値が設定されるとオーバーセンシングの可能性が高まるので推奨されません。

各種設定・基本の基
⑥ AVディレイの設定

Point
- 心房ペーシング後のAVディレイは心房センシング後のAVディレイより30〜50msecほど長く設定する必要があります。
- 遅いレート時は長いAVディレイが，速いレート時は短いAVディレイが適しているので，レートに応じた自動AVディレイ調節機能があります。
- AVヒステリシスは自己の房室伝導を優先させたいときに考慮します。

AVディレイの設定

AVディレイは，右房のペーシングまたはセンシングから右室ペーシングまでの時間を言います。右室イベントが心房イベント後のAVディレイ間に発生しなかった場合は，パルスジェネレータはAVディレイの経過後，心室ペーシングパルスを出力します。

心房電位をセンシングして心室ペーシングする場合，心房電極で心房電位をセンシングするのに要する時間分だけ実際のPQ時間は設定されたAVディレイより長くなります。一方，心房心室が順次ペーシングされた場合，心房電極から心房筋に伝導するのに要する時間分だけ実際のPQ時間は設定されたAVディレイより短くなります（図1）。両者の差は30〜50msecほどあるので，別々に設定する必要があります。各社の初期設定値はペーシング後AVディレイ180msec前後，センシング後AVディレイ150msec前後に設定されていることが多いです。ペーシング後AVディレイを設定すると自動的に決められた分だけ短くセンシング後AVディレイを設定する機種もあります。

心房収縮の心機能に対する寄与はPQ時間により影響を受け，PQ時間を極端に延長したり短縮したりすると，心拍出量は低下し，肺動脈楔入圧は上昇します。通常，心機能正常例ではAVディレイの設定は血行動態上大きな問題とはなりませんが，心機能低下例では至適AVディレイの許容範囲は狭くなるので，必要時には心エコー下で心機能を評価しながら設定を行います。

レートに応じた自動AVディレイ調節機能

固定AVディレイでは，レートにかかわらず任意の設定されたAVディレイ値で一定になります。通常自己伝導を優先したり，血行動態を潜在的に改

図1 ペーシング後AVディレイとセンシング後AVディレイ

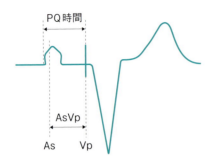

Ap：心房ペーシングイベント
As：心房センシングイベント
Vp：心室ペーシングイベント
AsVp：センシング後AVディレイ
ApVp：ペーシング後AVディレイ

善したりするために，基本レートでは長いAVインターバルが適しています。一方，運動中の症候性2：1ブロックを防いだり（p.68「2：1心室ペーシングしている場合」参照），非同期ペーシングを防いだりするために，高いレートでは短いAVディレイが適しています。そのため自己調律あるいはセンサレートの変化に合わせてAVディレイが変化する機能を，各社それぞれ備えています（表1）。

　基本的にはまず，最長AVディレイと最短AVディレイ，およびAVディレイが変動する最小レートと最大レートを設定します。BIOTRONIK社以外の機種では心拍数の変化に合わせてAVディレイを直線的に変化させますが（図2），BIOTRONIK社のダイナミックAVディレイでは5段階の心房レート範囲に応じて階段状にAVディレイが変化します。

AVヒステリシス

　不必要な右室のペーシングを避けるためには，長い固定AVディレイに設定します。ただし，場合によっては長すぎるAVディレイ設定はペースメーカ起因性頻拍（PMT），拡張期僧帽弁逆流やペースメーカ症候群につながる可能性があります。長い固定AVディレイをプログラムする代わりの機能としてAVヒステリシスがあります。

PMT：
pacemaker-mediated tachycardia

表1 各社AVディレイ調節機能の比較

*1：BIOTRONIK社のCLSモード（p.19「CLSモード」参照）では心室電極―本体間のインピーダンスを測定し，その変化に応じてレートをコントロールしていますが，測定されるインピーダンス波形には個人差があります。このため安静時の心室ペーシング時と心室センシング時の波形をリファランス波形として記し，継続的に更新していく必要があります。そのため，CLSモードを選択した時点でダイナミックAVディレイとAVヒステリシスが強制的に設定され，基本的には解除できません。

	自動AVディレイ機能の名称	初期設定(msec) ApVp / AsVp	レートとAVディレイの変化	自動AVディレイ機能の特徴	AVヒステリシス機能の名称
Azure XT (Medtronic社)	レートアダプティブAV	180/150	直線的に変化	bpm単位での心拍数の変化に合わせてAVディレイを直線的に変化させる	
ACCOLADE (Boston Scientific社)	ダイナミックAVディレイ	80〜180/ 65〜150	直線的に変化	直前のA-AまたはV-V周期長を基に，AVディレイを計算する 初期設定がダイナミックAVディレイになっている	AV Search +
Assurity (Abbott社)	レート応答AVディレイ	200/150	直線的に変化	レートとAVディレイの関係を示す直線の傾きは3段階から選べる	
Evity 8 (BIOTRONIK社)	ダイナミックAVディレイ	180/140	5段階の階段状に変化	CLSモードを選択するとダイナミックAVディレイとAVヒステリシスが強制的に設定される*1	AVヒステリシス
KORA 250 (SORIN社)	オートマチックAVディレイ	220/155	直線的に変化	一周期ごとにAVディレイが計算される	

ApVp：心房ペーシング後AVディレイ，AsVs：心房センシング後AVディレイ

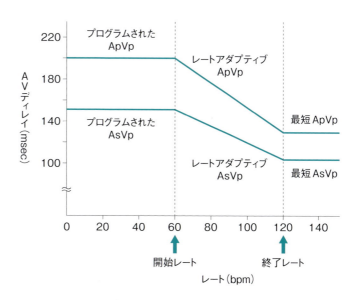

図2 Medtronic社レートアダプティブAVの作動様式

Medtronic社製ペースメーカに備わっているレートアダプティブAVの作動図解例です。
開始レート（AVディレイの短縮が開始される心拍数），終了レート（最短ApVpおよび最短AsVpが適用される心拍数）および最短ApVp/AsVpを設定します。
AVディレイは，開始レートと終了レートの間は直線的にレートに比例変化します。

ApVp：ペーシング後AVディレイ，AsVp：センシング後AVディレイ

AV ヒステリシスが有効になっている場合，自己心室イベントがセンシングされると設定されている値の分だけ AV ディレイが延長されます。自己心室活動が検出されている間は，AV ディレイが延長されたままとなります。心室ペーシングが繰り返し行われると，ヒステリシス値分の延長がない短い AV ディレイに戻ります。

特に，1 度または 2 度の房室結節ブロックが認められる患者では，AV ヒステリシスを用いて自己の房室伝導を優先させることで血行動態が改善され，電池寿命が延びる可能性があります。

各社の AV ヒステリシスの特徴を下記に示します。

● AV Search ＋ (Boston Scientific 社)

AV Search ＋を有効にすると，心房ペーシングまたはセンシング後の AV ディレイは連続 8 心拍まで定期的に延長し，この 8 心拍の間に自己の心室センシングが得られなければ設定された AV ディレイに戻る機能です。

● AV ヒステリシス / AV リペティティブヒステリシス / AV スキャンヒステリシス (BIOTRONIK 社)

BIOTRONIK 社ペースメーカでは通常の AV ヒステリシスに加えて AV リペティティブヒステリシス機能があります。この機能が ON の場合，AV ディレイ内に自己の心室波がなかった場合，すぐには元の AV ディレイに戻さずに一定の回数だけ延長した AV ディレイでペーシングを続け自己伝導の回復を期待します。

また，AV スキャンヒステリシス機能もあり，自己心室活動を伴わないペーシングイベントが発生するサイクルが連続で 180 拍生じると，AV ディレイが AV ヒステリシスの分だけ延長されたインターバルに切り替わり自己伝導の有無を確認します。

機能解説！

ネガティブ AV ヒステリシス機能

閉塞性肥大型心筋症の患者では，右室心尖部ペーシングにより右室流出路の圧較差が軽減し，血行動態的に右室ペーシング優先が望まれる場合があります。

このような場合に使用する機能として Abbott 社や BIOTRONIK 社のペースメーカにはネガティブ AV ヒステリシス機能があります。これは通常の AV ヒステリシスとは逆に，心室センシングイベントが発生すると AV ディレイが短縮されて心室ペーシングが促進されます。

各種設定・基本の基
⑦ 不応期の設定

- 不応期は絶対不応期（ブランキングピリオド）と相対不応期から構成されます。
- 絶対不応期ではセンシング機能が閉じられており，相対不応期では電気的活動の検出によるパルスジェネレータの抑制あるいはトリガは行われず，頻脈性不整脈の検出にのみ使用されます。
- PVARP は PMT 予防に，PVAB は Far Field R wave の影響除去に役立ちます。

　不応期はペーシングイベントおよびセンシングイベントの後に発生します。不応期は絶対不応期（ブランキングピリオド）と相対不応期からなり，イベント直後に絶対不応期が設定されておりこのピリオド内ではセンシング機能は閉じられています。

　絶対不応期に引き続き相対不応期が開始します。相対不応期の間は，電気的活動の検出によるパルスジェネレータの抑制あるいはトリガは行われず，頻脈性不整脈の検出にのみ使用されます。不応期により，ペーシングパルスやセンシングイベントの後，パルスジェネレータのアーチファクト（アフターポテンシャル），Evoked レスポンスの複数回カウントや Far Field R wave のオーバーセンシングが防止されます（表1）。

PVARP：
post ventricular atrial refractory period

PMT：
pacemaker-mediated tachycardia

PVAB：
post ventricular atrial blanking

表1　心房・心室不応期の目的

	心房ペーシング後	心房センシング後	心室ペーシング後	心室センシング後
心房不応期	パルスジェネレータのアーチファクト（アフターポテンシャル）のセンシング予防	複数回カウント予防	Far Field R wave のセンシング予防（PVAB）逆伝導 P 波のセンシング予防（PVARP）	Far Field R wave センシング予防（PVAB）逆伝導 P 波のセンシング予防（PVARP）
心室不応期	クロストーク予防	設定なし	パルスジェネレータのアーチファクト（アフターポテンシャル）のセンシング予防	複数回カウント予防

心房の不応期（図1）

● 心房不応期（ARP）

　心房ペーシングまたは心房で自己調律をセンシングしたあと，設定した時間だけ心房で自己調律をセンシングしてもペーシングのタイミングに影響しない期間です。Medtronic 社以外では ARP は基本的には自動で設定されプログラムできません。ARP 内でセンシングされた心房イベントは，不応期内イベントとして分類されます。ARP 内の心房イベントによるスケジュールされた心房ペーシングの抑制，センシング AV インターバルの開始は行われず，頻脈性心房イベントの記録としてのみ利用されます。したがって，レートレスポンスの上限センサレートが高く設定されている場合には，ARP 内で競合心房ペーシングが発生する可能性があるので注意が必要です。

ARP：
atrial refractory period

図1　心房不応期

① AAI モードの場合と，② DDD モードの場合とにおける心房不応期の構成成分を示します。

① AAI モード時の心房不応期

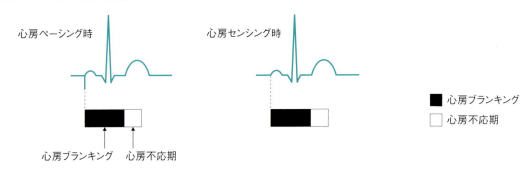

② DDD モード時の心房不応期

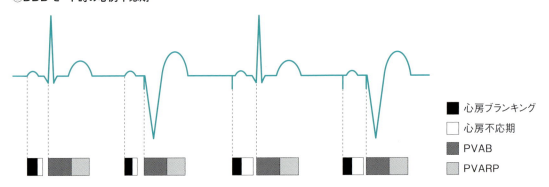

PVAB：post ventricular atrial blanking
PVARP：post ventricular atrial refractory period

● 心室イベント後心房不応期（PVARP）

　心室イベント後心房不応期（PVARP）は心室ペーシングまたは心室センシングイベントに続いて発生します。PVARP 内でセンシングされた心房イベントは，不応期内イベントとして分類されます。PVARP 内の心房イベントによるスケジュールされた心房ペーシングの抑制，センシング AV インターバルの開始は行われず，頻脈性心房イベントの記録としてのみ利用されます。

　DDD 設定の場合，PVARP を逆行性伝導時間より長く設定することで，ペースメーカ起因性頻拍（PMT を引き起こす可能性のある逆行性 P 波のトラッキング）を防ぐことができます（p.74「ペースメーカ起因性頻拍（PMT）を認めた場合」参照）。

　DDI 設定の場合は，PVARP 設定により，逆行性 P 波のセンシングによる心房ペーシングの抑制を防ぐことができます。

> **機能解説！**
>
> **PVARP と最大トラッキングレートの関係**
>
> 総心房不応期 (total atrial refractory period：TARP) ＝ AV ディレイ ＋PVARP であり，最大トラッキングレートの上限を規定します。すなわち PVARP を延長させると，最大トラッキングレートの設定可能な上限が低下するので注意が必要です。

PVARP：
post ventricular atrial refractory period

PMT：
pacemaker-mediated tachycardia

● 心室イベント後心房ブランキング（PVAB）

　心室イベント後心房ブランキング（PVAB）は PVARP 内に存在し，心室イベントの出現直後に心房センシングを一定期間完全に休止する期間です。PVARP と異なり，PVAB 内では一切の心房イベントはセンシングされなくなります。主に Far Field R wave（FFRW）（p.72「心室波を心房側でオーバーセンシング（FFRW）している場合」参照）の影響除去に役立ちます。

PVAB：
post ventricular atrial blanking

PVARP：
post ventricular atrial refractory period

機能解説！

Partial PVAB 機能（Medtronic 社）

Medtronic 社ペースメーカでは初期設定で PVAB に対して Partial 機能が ON になっています。これは PVAB 内では心房センシングが無視されるのは同様ですが，心房センシングしたというマーカーだけは表示されるので，心房性頻脈性不整脈や FFRW の存在の認識に役立ちます。

自動 PVARP

● 心拍数が低下している場合は，PMT を防ぐため PVARP を十分な長さにする必要があります。一方，心拍数が上昇している場合は，2：1 ブロックを防いで房室同期性が得られるようにするために PVARP を十分に短くする必要があります。

● PVARP に固定値を使用するとこのような心拍数の変化に合わせた最適な PVARP 設定を行うことができなくなるため，各社（BIOTRONIK 社，SORIN 社以外）心拍数の変化に応じて PVARP の値を変化させる自動 PVARP 機能を備えています（表2）。

表2　各社不応期の自動調節機能

	名称	特徴
Azure XT（Medtronic 社）	自動 PVARP	心拍数が上昇すると，心拍数を最大で30bpm 上回る値，または100bpm のうち，いずれか高いほうまで心房の1：1トラッキングが可能になるよう PVARP は短くなる
ACCOLADE（Boston Scientific 社）	Dynamic PVARP	平均レートが最低設定レート以下のときに最大 PVARP となり，平均レートが最大トラッキングレート以上のときに最小 PVARP となる。この間は平均レートに応じて直線的に変化する
Assurity（Abbott 社）	レート応答 PVARP	心拍数と PVARP の値の関係は，Low，Medium，High の3段階から選択可能。最大トラッキングレートにおいて Low が最も短い PVARP となる
Evity8（BIOTRONIK 社）	オート PVARP	PMT が発生した場合，自動的に PVARP は50msec 延長する。最大600msec PMT が発生しなければ，最短で175msec まで短くする。レートに応じた PVARP の自動変更はない
KORA 250（SORIN 社）		レートに応じた PVARP の自動変更はない

心室の不応期（図2）

● 心室不応期（VRP）

心室ペーシングしたあと，または心室で自己調律をセンシングした後，設定した時間だけ心室で自己調律をセンシングしない期間です。不応期内に発生した自己調律は，ペースメーカのタイミングに影響しません。頻脈性心室イベントの記録としてのみ利用されます。

VRP：
ventricular refractory period

● 心房イベント後心室不応期（PAVB）

心房のペーシングスパイクを心室側でセンシングしてしまうクロストーク（p.82「クロストークが疑われる場合」参照）を防ぐため，心房ペーシングと同時に，心室側のセンシング機能を閉じる時間です。

PAVB：
post atrial ventricular blanking

図2 心室不応期
① VVIモードの場合と，② DDDモードの場合とにおける心室不応期の構成成分を示します。

①VVIモード時の心室不応期

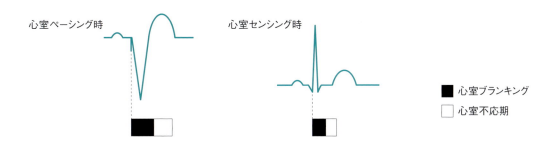

②DDDモード時の心室不応期

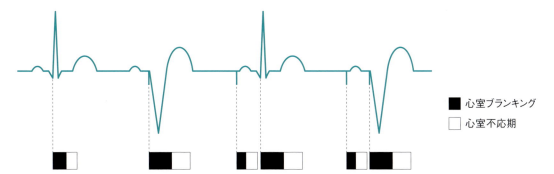

ペースメーカに依存している患者で連続ペーシングを促進するには，心房ペーシング後心室不応期を長く設定して，心房ペーシングアーチファクトの心室オーバーセンシングが起こる可能性を小さくするのが有用です。ただしブランキング期間を長くすると，この間に心室期外収縮（PVC）が起きてもアンダーセンシングする可能性が高くなります。

ペースメーカに依存しておらず，心房ペーシングの割合が高く，PVCの頻度が高い患者では，PVCのアンダーセンシングが起こる可能性を少なくするためブランキング期間を短く設定するのが有用です。ただし，ブランキング期間を短くすると心房ペーシングイベントの心室オーバーセンシング（クロストーク）が起こる可能性が高くなる点に注意が必要です。

PVC：
premature
ventricular
contraction

フォローアップ時に
知っておくべきこと

Ⅱ

II フォローアップ時に知っておくべきこと

外来時にチェックすべき基本項目

Point
- 6カ月ごとにペースメーカ外来でチェックし，ペースメーカ手帳に記録します。設定変更や必要時にはDATAをプリントアウトして保存します。
- ERIに移行する前にペースメーカ交換を行います。
- リチウム電池では電池寿命末期に急速な電圧消耗が起こるので，早目の電池交換を心がけます。

ERI：
elective replacement indicator

ペースメーカ外来の流れ

ペースメーカ外来の受診頻度は植込み後1週間，1カ月後に急性期のチェック，その後は6カ月ごとが一般的です。遠隔モニタリングを使用することで外来受診頻度を年1回程度まで延長することも可能です。電池交換時期が近い場合やペーシング閾値やリード抵抗の変化のある場合は受診間隔を適宜短くします。

外来受診時には心電図をとり基本調律や一般的な心電図診断，ペーシング・センシング不全がないかチェックします。また，必要に応じて胸部X線にてリードやジェネレータの位置の確認，リードの損傷や断線の有無を確認します。ペースメーカ外来でチェックすべき項目を表1に示します。

外来フォローアップ時に不整脈のエピソード記録を認めた場合や，閾値の上昇・リード抵抗の上昇などのトラブル発生時には記録を印刷・保存するようにします。また，設定変更を行った場合にも変更後の設定を記録・保存するためにプリントアウトし，ペースメーカ手帳にも記載しておきます。図1にペースメーカ外来の基本的な流れを示します。

表1 外来でチェックすべき項目

① 植込み創部の皮膚の確認
② モード
③ レート (lower rate, upper tracking rate)
④ 閾値と現在の出力設定
⑤ 心内波高値と現在の感度設定
⑥ リード抵抗
⑦ 電池の状態 (電池電圧, 電池抵抗, マグネットレート)
⑧ 電池の予想寿命
⑨ ペーシング率
⑩ 不整脈などのイベント記録

図1 ペースメーカ外来の一般的な流れ

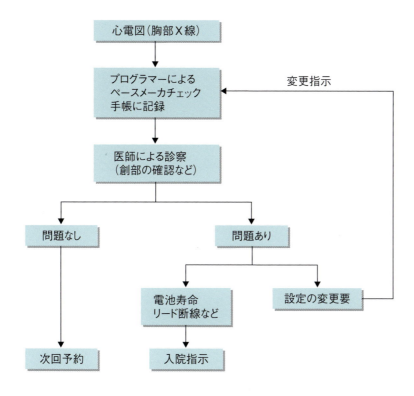

閾値チェックの方法

　ペースメーカの自動閾値測定機能は，一定のアルゴリズムに従って自動で閾値測定を行いますが（p.22「ペーシング出力の設定」参照），不整脈時や心内波高が低い場合には正確に測定できない場合もあり，外来受診時にマニュアルで測定して確認することが必要です。

　閾値チェックの際には，ペーシングにより動悸や気分不快を自覚したり，横隔神経刺激が出現したり，自己脈が出ない人ではめまいを感じたりすることもあり，かならずチェック前にペースメーカ患者へ声かけをして行うことが重要です。特に心機能の悪い人では心室ペーシングで気分不快が出ることも多く，まれに心室不整脈が出現することもあり注意が必要です。また，単極刺激では電極と不関電極の間に大胸筋が入るので，高出力ペーシングの場合にはペースメーカ植込み部で筋攣縮が起こることもあります。

閾値チェックの際にペーシング刺激に対して心筋が脱分極して反応していることを「キャプチャー」または「のっている」といい，心筋が脱分極せず反応しないことを「ノンキャプチャー」または「脱落している，落ちている」といいます。実際には，まずペーシングレートを自己心拍より 10 〜 20/ 分多めに設定し，前回チェック時の閾値を参考にしてその少し上の電圧から 0.1V ずつ下げていき，「落ちた」電圧の直前の電圧が閾値になります（図2）。ただし，ペースメーカ植込み時および植込み後 1 〜 2 週間は閾値が上昇する場合が多く，閾値チェックの際は通常より高い 5V 程度の出力から開始するようにします（図3）。

図2　ペーシング閾値の測定
出力を 0.1V ずつ下げていき，0.6V の時点で「落ちて（ノンキャプチャー）」いるのがわかる。この場合閾値は落ちた直前の 0.7V と診断される。

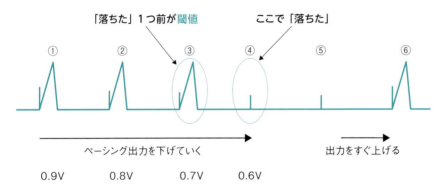

図3　ペーシング閾値の経時的変化

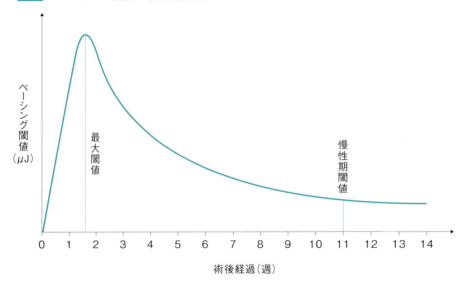

このように電圧閾値を調べる際には，パルス幅を固定しパルス電圧を低下させて測定します。一方，パルス幅閾値を調べる際には，パルス電圧を固定しパルス幅を減少させて測定します。

　出力の設定は，閾値測定後パルス幅 0.4msec で閾値の 2 倍のマージンをとった出力に設定します。ただし，安全マージンを考えて，出力の下限は心房 1.5V，心室 2.0V を目安にします。個人的には出力が 2.5V を超える場合は，電圧固定でパルス幅を閾値の 3 倍のマージンをとった幅にしています。ただし最大でパルス幅は 1.4msec 以下になるようにします（p.22「ペーシング出力の設定」参照）。

> **機能解説！**
>
> **Wedensky 現象（図 4）**
> 高い出力（キャプチャーしている状態）から下げていったときの閾値と低い出力から上げていったときの閾値とでは，一般に前者のほうが低くなる。これは高電圧で心筋を刺激した後に刺激閾値が低下する現象（Wedensky 現象）のためです。

図4　Wedensky 現象

上段の高い出力（キャプチャーしている状態）から下げていったときの閾値と，下段の低い出力から上げていったときの閾値とでは，一般的に前者のほうが低くなります。

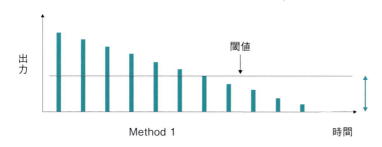

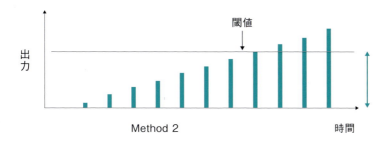

感度の測定法

　測定時に自己の P 波や QRS 波が出ていないときは，設定レートを下げて自己の P 波や QRS 波を出して測定します。通常の外来時では 40ppm までレートを下げても自己の波形が出なければ測定不可とします。

　自己の波形が出現したときには心内波高値を測定するだけでなく，筋電位や T 波のオーバーセンシングをしていないか，心房リードで心室波形が大きく記録されていないかなども併せて確認します。心内波形の起源については体表の心電図と比較することで推測できます（図 5）。

　感度の設定は，測定した心内電位の波高値の 1/2 〜 1/3 に設定します。安全マージンを考えて，最高感度は心房 0.1mV，心室 1.5mV を目安にします（p.26「センシングの設定」参照）。

図5　体表心電図と心内心電図

体表心電図の P 波に一致して大きな心内波形（*）を認め心内心房波形と思われます。一方体表の QRS 波に一致して小さな心内波形（**）を認め，far field の心内心室波形と推察できますが，心内心房波形に比べて十分小さいので問題ないと思われます。

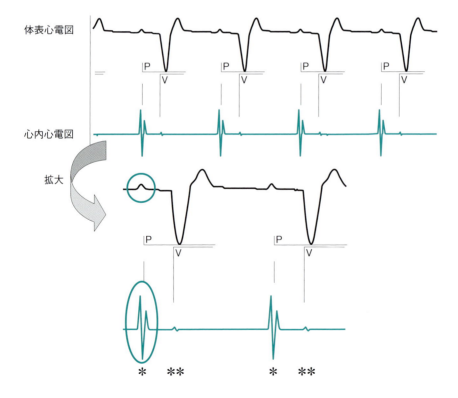

リード抵抗

　ペーシングレートを自己心拍より 10 ～ 20/ 分多めに設定して測定します。通常は 300 ～ 1,000 Ω ですが，最近は電池寿命の観点から高抵抗のリードも出てきています。異常な抵抗値や前回測定値に比べて変動が大きい場合の対処法については「リード抵抗が急に上昇または低下していたら」(p.86) の項目を参照してください。

電池残量の判断

　電池の状態を示す言葉として RRT，ERT/ERI と EOL とがあります。RRT は推奨交換時期でバッテリーは減少していますが，ペースメーカ機能は保たれています。RRT から 3 カ月ほどで ERT/ERI へと移行します。ERT/ERI は選択的交換指標とよばれペースメーカの交換を考慮すべき時期であることを示す指標です。レートレスポンスが働かないなど，一部機能が制限されます。ERI 移行後は本体設定が変更されてしまう機種が多いため（**表 2**），原則 ERI に移行する前にペースメーカ交換を行うことが望まれます。通常の出力 (3.5V/0.4msec) であれば ERT/ERI から EOL まで 3 カ月程度です。EOL は電池寿命がきたことを示し，ペースメーカ機能は限定され，テレメトリも不可

RRT：
recommended
replacement time

ERT：
elective
replacement time

ERI：
elective
replacement
indicator

EOL：
end of life

表2　各社 ERI 移行時の設定比較

	ERI に移行する基準	ペーシングモードとレート	出力とレートの変更の可否	MRI 撮影の可否	使用できなくなる主な機能
Azure XT（Medtronic 社）	自動測定で 3 カ月後（RRT は 3 日連続して電池電圧が 2.63V 以下）	VVI　65ppm	可	可	レートレスポンス，レートヒステレシス，AT/AF 検出，不整脈前心電図
ACCOLADE（Boston Scientific 社）	電池残量が ERI 相当	VVI　50ppm	不可	不可	レートレスポンス，日常測定のトレンド，エピソード保存
Assurity（Abbott 社）	電池電圧が 2.6V 以下	設定モードインターバルが 100msec 延長	可	不可	レートレスポンス，AF サプレッション，Auto Capture
Evity 8（BIOTRONIK 社）	電池残量が ERI 相当	VVI（VVI 設定）VDD（DDD 設定）設定に応じ最大 11%レート低下	可	不可	レートレスポンス，ヒステリシス，心電図記録，オーバードライブモード，Auto Capture
KORA 250（SORIN 社）	電池内部抵抗が 10 k Ω以上	VVI　70ppm	不可	可	レートレスポンス，ヒステリシス

となり，ペーシングレートや出力電圧も低下します。

● テレメトリ

　ペースメーカ外来ではテレメトリによって電池電圧，電池抵抗などの情報を確認し，これによって交換の時期が予測できます。リチウム電池では徐々に電池電圧が低下する特性をもち，2.5〜2.6V以下となった時点がERIと考えられます。電池の消耗の速さはレートや出力の設定，ペーシング率，ペーシングシステムの電気抵抗によって規定され個々の症例によって異なりますが，リチウム電池では寿命末期においては電池インピーダンスが急上昇し，急速に電圧が低下することが知られています（図6）。ジェネレータ交換の予定は余裕をもって早めに計画するようにします。特にペースメーカ依存の患者はEOLになると大変危険です。

ERI：
elective replacement indicator

EOL：
end of life

図6　リチウム電池の特性
ペースメーカに使用されるリチウム電池は寿命末期まで電圧はあまり下がりませんが，末期になると，急激に電圧が低下します。これは，電池の内部抵抗が急激に増加するために発生する事象です。

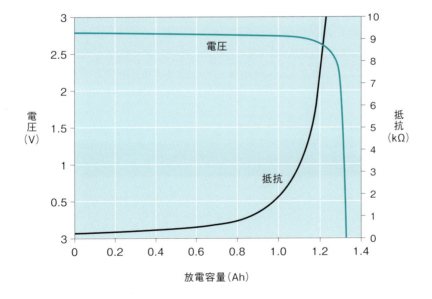

● マグネットレート

　テレメトリをする代わりに，簡易的に電池の状態を調べる方法としてマグネットレートがあります。マグネットレートとは磁場におかれたペースメーカが出力するペーシングレートのことです。ペースメーカの上に専用のマグネットを当てると，デマンド機能が働かなくなり，固定ペーシングとなります（DDDやDDIではDOO作動，AAIではAOO作動，VVI/VDDではVOO作動）。マグネットモードでのペーシングレートは電池状態に影響されるため，このときのペーシング心拍数を計れば，電池消耗の状態を確認することができます。交換指標のレートはメーカや機種によって異なります（表3）。例えば電池が十分あるときは100ppmでペーシングしてますが，ERIになると85ppmになるなどです。

表3 各社マグネットレートの指標

	通常状態	ERT/ERI
Azure XT （Medtronic 社）	85ppm	65ppm
ACCOLADE （Boston Scientific社）	100ppm	85ppm
Assurity （Abbott 社）	100ppm	85ppm
Evity 8 （BIOTRONIK 社）	90ppm	80ppm
KORA 250 （SORIN 社）	96ppm	80ppm

ERT：elective replacement time
ERI：elective replacement indicator

II フォローアップ時に知っておくべきこと

緊急ペーシング

Point
- プログラマの目立つ場所に緊急ペーシングボタンがあるので，ペースメーカチェックの前に確認しておきましょう。

　プログラマには緊急ペーシング機能があり，閾値上昇などの緊急の場合および何らかの理由でプログラムが元に戻らず，異常な動作をした場合に使用します。

　各社プログラマの「Emergency」ボタン（図1）を押すことで起動，緊急ペーシングプログラムを迅速に実行することができます。ただし，ペースメーカが交換指標（ERI）となった場合はペーシングが保証されない点に注意が必要です。

　通常，緊急ペーシングの設定ではモードはVVI，極性は単極，レートは70bpmで高出力ペーシングとなることが多いです。各社の設定を表1にまとめます。

ERI：
elective replacement indicator

図1 各社プログラマの緊急ペーシングボタンの位置

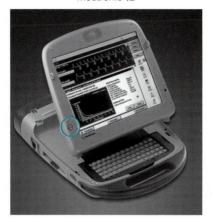
Medtronic 社

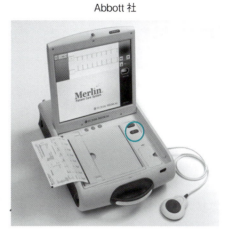
Abbott 社

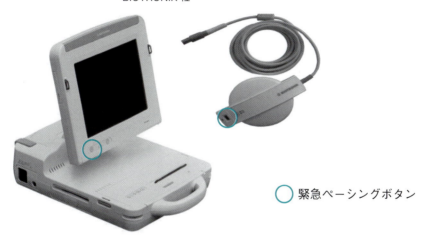
BIOTRONIK 社

○ 緊急ペーシングボタン

表1 各社緊急ペーシング時の設定比較

	Azure XT （Medtronic 社）	ACCOLADE （Boston Scientific 社）	Assurity （Abbott 社）	Evity8 （BIOTRONIK 社）	KORA 250 （SORIN 社）
ペーシングモード	VVI	VVI	VVI	VVI	VVI
基本レート	70bpm	60bpm	70bpm	70bpm	70bpm
電圧	6V*	7.5V	7.5V	4.8V	5.0V
パルス幅	1.5msec	1.0msec	0.6msec	1.0msec	0.5msec
感度	直前の設定値	直前の設定値	2.0mV	2.0mV	2.2mV
ペーシング極性	単極	単極	単極	単極	単極
ペーシング後心室不応期	240msec	250msec	325msec	300msec	150msec

*電圧が 8V にプログラムされている場合は 8V/1.2msec でペーシングされる。

53

ワイヤレステレメトリ

- ワイヤレステレメトリ機能を運用することで，外来での迅速なフォローアップが可能になります。

　従来テレメトリの際は近距離の電磁誘導による通信が用いられてきましたが，最近は電波を用いて数メートル離れたデバイスとプログラマ間を無線で送受信および操作できる機能が実現しました。Abbott社におけるワイヤレステレメトリの概略図を図1に示します。

図1 InvisiLink ワイヤレステレメトリ（Abbott社）

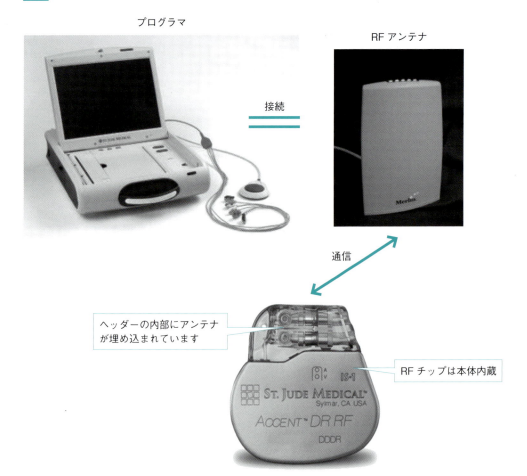

植込み時にはワイヤレステレメトリにより術中でも閾値, センシング, リード抵抗, 心内波形などの測定が可能です。また、通信速度の向上とあわせ, 外来での迅速なフォローアップが可能になります。各社のワイヤレステレメトリの特徴を**表1**にまとめます。

表1 各社ワイヤレステレメトリの比較

会社名	機種	名称	特徴
Medtronic 社	Azure XT	BlueSync	ペースメーカとして初めて Bluetooth® を搭載し, 消費電流が少ない
Boston Scientific 社	ACCOLADE	ZOOM	• RF アンテナを用いて通信可能 • 最大 3m の距離でプログラマとペースメーカとの持続的な無線通信可能 • 2 分間なにもしないと節電モードになり, 60 分で自動的に切断される • 5 分間通信圏外にあると自動的に切断される
Abbott 社	Accent MRI Assurity MRI	InvisiLink	• RF アンテナを用いて通信可能 • Leadless ECG により対表面心電図の誘導を省略可能 • 3 分間何もしないと RF は中断され, 3 時間で終了となる
BIOTRONIK 社	Eluna 8 Evity 8	SafeSync	• RF アンテナを用いて通信可能 • 最大 3m の距離でプログラマとペースメーカとの持続的な無線通信可能 • 3 分間何もしないと節電モードになり, 30 分で自動的に切断される • 5 分間通信圏外にあると自動的に切断される (Evity 8)
SORIN 社	なし		

こんなときどうする
再プログラミング

覚えよう！ 取説には書いていないマル秘情報！

Ⅲ

緊急設定のキモ：ペーシング編
①不必要なペーシングが出ている

- ペーシングが不必要なタイミングで出ている場合には，まずアンダーセンシングを考え心内電位の波高値を確認します。
- ペーシングが出るタイミングが，期外収縮が出たとき，頻拍が停止後，一定の時間周期で出現するなどなにか特徴があるか注意します。
- 下限心拍数以上でペーシングしていても，極端に設定レートと差がない場合は設定に付随した事象や補助的機能の場合が多いです。

　基本的にはペーシングが不必要なタイミングにもかかわらずペーシングが出ている場合には，まずアンダーセンシングを考えます。ただし，最近ではさまざまなペースメーカ機能に伴う正常なペーシング作動である場合も多く，設定の確認が重要です。以下に考えるべき主な原因につき説明します。

アンダーセンシング

　DOOやVOO設定以外でQRS波やT波に心室のペーシングスパイクが重なっている場合は，心室のアンダーセンシングをまず疑います（図1）。T波の頂点付近は受攻期という電気的に不安定な時期であり，このタイミングで心室ペーシングが入る（spike on T）と心室細動や心室頻拍といった致死性不整脈を誘発する危険性があります。

　心内R波高値を確認し，波高値が低く設定感度に十分なマージンがとれていない場合は感度の調整（鋭くする）が必要です。それでも対応できないときは極性の変更も検討します。アンダーセンシングを起こす主な要因を表1に示します。

表1 アンダーセンシングの主な原因

①自己心拍の心内電位の変化
　心筋の性状変化の影響：心筋梗塞，肥大型心筋症など
　外的要因：高カリウム血症，薬剤の影響など
②不適切な感度設定
③リードの位置のずれ
④リードの絶縁の不良，断線
⑤ルーズピン

ルーズピン：
電池に差し込んであるリードのコネクター部と本体のコネクタピン接続部との接触が不良になること。大部分は止めネジがゆるむことによる。

図1　アンダーセンシングの心電図

a：3拍目の自己QRS波をアンダーセンシングしたため，QRS波の直後に設定されたペーシングインターバルに基づき心室ペーシングが出ています。

b：上段。自己P波が出たとき，2拍目と3拍目のP波をアンダーセンシングしたため設定されたペーシングインターバルに基づきP波の直後に心房ペーシングが出ています。
　下段。自己QRS波が出たときに，2拍目と3拍目のQRS波をアンダーセンシングしたため設定されたAVディレイに基づきQRS波の直後に心室ペーシングが出ています。

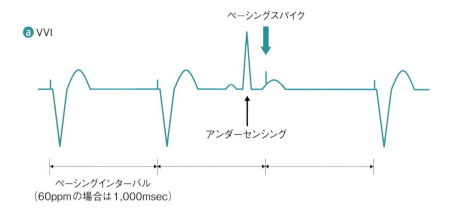

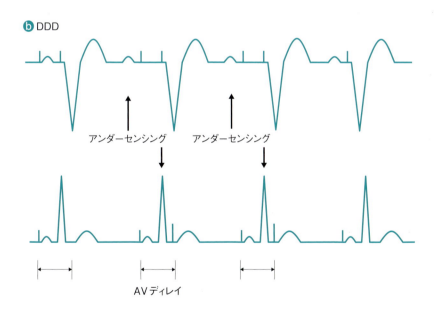

オーバーセンシング

　DDD設定などの際に，実際のP波よりも速いタイミングでノイズなどを心房でオーバーセンシングした場合も，心室ペーシングが設定されたAVディレイで追従しますのでレートが速くなります（図2）。

■図2　オーバーセンシングの心電図（DDD）

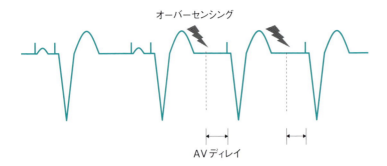

カウンター設定の影響を受けた場合

　心房や心室のベースとなるタイミングを決める方法として心房カウンター（A-Aカウンター）と心室カウンター（V-Vカウンター）とがあります。

①心房カウンター

　心房イベントを基準にタイマーが作動し設定インターバルまでにP波がないと心房ペーシングが入ります。それと同時にAVディレイタイマーが働きAVディレイ後に心室ペーシングが入ります。これを繰り返すのが心房カウンターです。

②心室カウンター

　心室イベントを基準にタイマーが作動し，VAインターバルを見てその期間P波がこないと心房ペーシングが入り，それと同時にAVディレイタイマーが働きAVディレイ後に心室ペーシングが入ります。これを繰り返すのが心室カウンターです（図3）。

　心房ペーシングおよび心房センシングの後はどちらのシステムも同様に作動します．すなわち，心房ペーシングによるペース後AVディレイがスタートし，心房センシングによるセンス後AVディレイがスタートします．一方，自己心拍のR波と心室ペーシングが混ざると作動に違いが出て，設定レートよりも速いレートでペーシングが入る場合があります．例えばDDIモードで自己房室伝導が存在する場合，心室カウンターでは下限心拍数より速く心房ペーシングが入る機序を図4に示します．設定したAVディレイが自己のAV間隔より長いほど，ペーシングレートは設定レートより速くなります．これは設定の問題なので，そのまま経過観察で大丈夫です．各ペースメーカ会社やモードによりカウンター設定が異なるので表2にまとめます．

図3　心房カウンターと心室カウンター
a：心房カウンター（設定：Rate 60ppm，AV ディレイ 200msec）
b：心室カウンター（設定：Rate 60ppm，AV ディレイ 200msec）

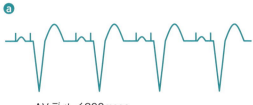
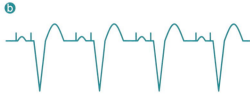
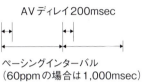
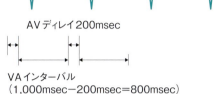

図4　心房ペーシングで自己房室伝導のある場合
a：心房カウンター（設定：Mode DDI，Rate 60ppm，AV ディレイ 200msec）
b：心室カウンター（設定：Mode DDI，Rate 60ppm，AV ディレイ 200msec）

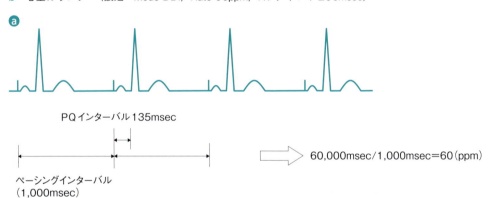
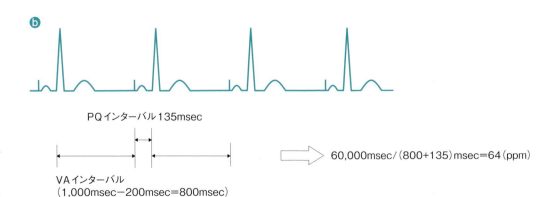

表2 各社カウンター設定

	DDD	VDD	DDI
Medtronik 社	A-A	A-A	A-A
Boston Scientific 社	V-V	V-V	V-V
Abbott 社	A-A	A-A（AsVp 作動中） V-V（Vp 作動中）	V-V
BIOTRONIK 社	A-A	A-A	V-V
SORIN 社	A-A	A-A	A-A

心室期外収縮（PVC）出現時

　PVC 出現時に QRS 波に重なってスパイクが入る場合，可能性が高いのは PVC 時に心内電位が低いことによるアンダーセンシングです。心内電位のセンシング観察中に PVC が出現し，その際低い心内電位が確認できれば上記アンダーセンシングと同様の対応をします。

　別の可能性として多いのは，PVC の起源とリード線の心室電極の位置との関係によっては PVC の興奮が遅れて心室電極に到達するので，結果的に機能的なセンシング不全を生じる場合です。この場合はペーシングのタイミングは PVC の QRS 内にとどまる場合がほとんどで，spike on T を生じる可能性はありません。そのため，ペーシングは無効刺激となるので設定変更はせずに経過観察可能です。

　また，心房ペーシング直後の心室ブランキング（PAVB）ピリオド内に PVC が出現するとこれを感知できないため，設定された AV ディレイで心室ペーシングスパイクが出現します。DDD（DDI）モードで長めに AV ディレイが設定されていると PVC の T 波の上に心室ペーシングが重なってしまう場合があり注意が必要です（図5）。PVC 出現時に spike on T が多発する場合には AV ディレイを短めに変更して対応します。また，PAVB 後のセーフティペーシング期間内の PVC 出現時には，セーフティペーシングが入り QRS 波に重なるタイミングで心室ペーシングスパイクを認めます（p.82「クロストークが疑われる場合」参照）。

自動リード抵抗測定

　ペースメーカの機種によっては自動リード抵抗測定機能があり，定期的にセンシングまたはペーシングイベントに同期してペーシングが入ります。設定されているリード抵抗測定時間を確認し（表3），その時間に一致して出現

PVC：
premature ventricular contraction

PAVB：
post atrial ventricular blanking

した QRS 波に同期したペーシングの場合は自動リード抵抗測定を疑います。このペーシングははるかに閾値より小さい微弱な出力であるうえに QRS 波に同期した無効ペーシングであり，危険は伴いません。

図5　長い AV ディレイに伴う spike on T の例

3 拍目の心室期外収縮（PVC）が心房ペーシング後の心室ブランキングピリオド（PAVB）内に出現しているため感知されていません。そのため，設定された AV ディレイで心室ペーシングが行われています。このとき，AV ディレイが長めに設定されていると spike on T となり心室頻拍や心室細動の誘発につながる可能性があります。

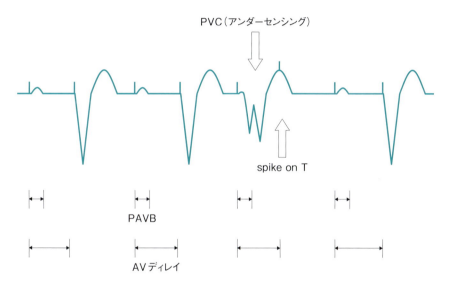

表3　各社自動リード抵抗測定間隔

	測定間隔	特徴
Azure XT （Medtronic 社）	毎日夜中 3 時測定	閾値下電気パルスを用いて各植込みリード極性ごとにリードインピーダンス測定を行う。センシングエピソードまたはペーシングエピソードに同期して行う
ACCOLADE （Boston Scientific 社）	21 時間ごと	リード測定が予定された時間に不可であった場合には，1 時間間隔で最大 3 回再試行を行う
Assurity （Abbott 社）	23 時間ごと	ペーシングの場合は，ペーシング時に測定。センシングの場合は，センシングイベント後 20msec 後にペーシングを出して測定。レート 170/分以上の場合は測定をスキップする
Evity 8 （BIOTRONIK 社）	30 秒ごと	測定パルスは心室センシングイベントまたは心室ペーシングイベントが発生すると，その 90msec 後に心調律に同期して送出される
KORA 250 （SORIN 社）	6 時間ごと	測定時にセンシングの場合は同期ペーシングを行う。心房・心室レートが 130/分以上の場合は測定をスキップする

その他

　設定変更の記録なしにモードが非同期モードに変更されペーシングが出ている場合は電磁障害やノイズレスポンスの可能性も考えます。また，心房細動抑制機能が作動した場合は，心房期外収縮を感知した際に心房ペーシング周期を短くしたペーシングが入ります（p.110「上室不整脈が多い場合」参照）。

　頻脈停止直後であればレートスムージング機能，PVC 頻発時にはレートスタビリティー機能などによる設定レート以上のペーシングの可能性があります。

　その他，オートモードスイッチ，レートドロップレスポンス，レートレスポンス機能など作動時も下限心拍数より速いレートでペーシングされる場合があります。各種機能についてはそれぞれの項目を参照してください。

機能解説！

ランナウエイ防護回路

ペースメーカの故障により高レートでペーシングが行われる事象をランナウエイ (runaway) といいます。通常ペースメーカには単一回路の故障によってペーシングレートが規定されたレートを超すことがないようにするランナウエイ防護回路があります。これは基本的なペーシング回路とは独立して設けられており，ペースメーカの故障に伴う高レートペーシングの出現を防いでいます。

緊急設定のキモ：ペーシング編
②必要なペーシングが出ない

Point
- ペーシングが必要なタイミングで出ていない場合には，まずオーバーセンシングを考え心内電位を確認します。その他，VDDモードや自己房室伝導優先機能，ヒステリシスなどの設定の有無も確認します。
- ペーシングスパイクが見られるにもかかわらず，ペーシング後にP波やQRS波が見られないときはペーシング不全を考え，リード線の状態や閾値をチェックします。

基本的にはペーシングが必要なタイミングにもかかわらずペーシングが出ていない場合には，まずオーバーセンシングを考えます。ただし，最近ではさまざまなペースメーカ機能に伴う正常なペーシング作動である場合も多く，設定の確認が重要です。以下に考えるべき主な原因につき説明します。

オーバーセンシング

T波や筋電位，リード不全によるノイズに対するオーバーセンシングが生じると，実際には自己心拍はないのにペーシングが抑制されるため，心拍数が設定下限心拍数を下回る可能性があります（図1）。

心内電位を確認し，オーバーセンシングを認めた場合には感度の設定値を大きく（鈍く）して対応しますが，逆にアンダーセンシングの可能性も高くな

図1 オーバーセンシングの心電図（VVI）

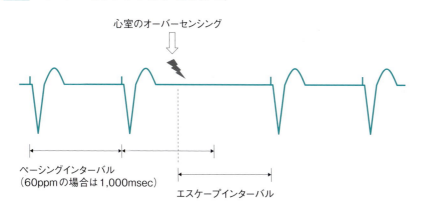

ることに留意します。それでも対応できないときは極性の変更やリード線の変更も検討します。オーバーセンシングを起こす主な要因を**表1**に示します（p.88「心内電位にノイズの混入を認めたら」参照）。

表1 オーバーセンシングの主な原因

体内で発生する電位
①筋電位 ②心内電位波形（far field sensing） ③リード線に起因 　・心腔内の複数リード 　・リードの不完全断線
体内に流れ込む電流
電気メス，除細動器など
電磁障害
IH調理器，盗難防止装置，溶接機，MRIなど

ペーシング不全

心房筋や心室筋の不応期以外の時相にペーシングスパイクが見られるにもかかわらず，ペーシング後にP波やQRS波が見られないときはペーシング不全を疑います（**図2**）。リード線の被膜損傷などがあると電流の経路が変わってしまい，心筋にペーシング閾値以下のエネルギーしか到達しなくなるためにペーシング不全が生じる場合があります。

図2 ペーシング不全の心電図（DDD）

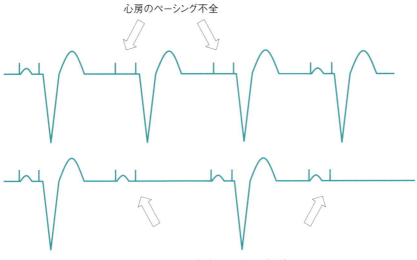

その他の原因として，リード線の位置の移動，薬剤や基礎心疾患の影響による局所心筋閾値の上昇，低すぎる出力設定や電池の消耗などがあります。リード断線やルーズピン（p.58「不必要なペーシングが出ている」参照）が生じ完全な open circuit になるとペーシングスパイク自体が出なくなります。対応としては原因に応じて出力を上げる，一時的にペーシングの極性を変える，リード線を再固定する，リード線やペースメーカ本体を変えるなどです。

VDD モード

　VDD モードでは V-V 間隔の終了直前に心房イベントを感知するとセンシング後 AV ディレイが開始し，V-V 間隔が延長されます。これは V-V 間隔が延長されても，AV 同期を維持するためです。この結果ペースメーカが，設定された基本レートよりも低いレートでペーシングをする可能性があります（図3）。

その他

　ヒステリシスや夜間であればナイトレートが作動している場合もあります。また，自己の伝導を優先しペーシング率を下げるために自己の伝導の有無を一定の頻度で確認する機能（p.96「心機能が低下してきた場合」参照）も各社あり，この確認に伴うペーシングの抑制の可能性も考慮します。

図3　VDD でペーシングインターバル延長の機序

1拍目と2拍目はP波をセンシングし，設定されたAVディレイで心室ペーシングが入っています。3拍目のように設定された心室ペーシングインターバルの直前にP波が出現しこれをセンシングすると，設定されたAVディレイ後に心室ペーシングが入ります。このため心室ペーシングの間隔は，1拍目と2拍目よりも2拍目と3拍目のほうが延長しています。3拍目と4拍目の心室ペーシングの間隔も同様に延長しています。

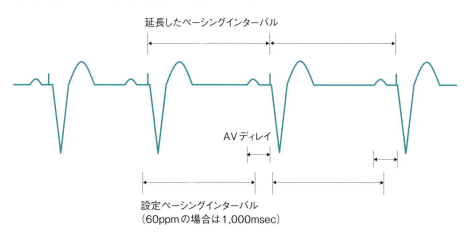

緊急設定のキモ：ペーシング編
③ 2：1心室ペーシングしている場合

- 最大トラッキングレートを高く設定すると，心拍数上昇時に突然2：1ブロックが生じ，息切れやめまいなどの症状を伴うことがあります。
- 最大トラッキングレートは2：1ブロックレート未満に設定します。

最大トラッキングレートが高い場合

　最大トラッキングレートを高く設定すると，運動などでレート上昇時（150bpmを上回る場合など）にPVARP内にP波が入り突然2：1ブロックでの心室ペーシングとなり，急激な心拍数の減少を生じることがあります（図1）。このような労作時や運動中の突然の2：1ブロックは，心拍出量の急激な低下を伴い，息切れやめまいなどの自覚症状を伴う場合も多く避けることが必要です。通常最大トラッキングレートは心房レート上昇時の2：1ブロックが生じるレート未満のレートにプログラムされます。それ以上のレートに設

PVARP：
post ventricular atrial refractory period

図1 最大トラッキングレートを高く（160bpm以上）設定したとき

a：心房センシング後のAVインターバル150msec，PVARP 250msecの設定であれば，TARP400msecとなり2：1ブロックレートは150bpmになります。
b：その際，150bpm以上の心房レートになると突然下図のように2：1房室ブロックとなります。これは自己心房インターバルが短いため，2回に1回の割合でP波がPVARP内に出現することになったためです。

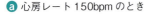

ⓐ 心房レート150bpmのとき

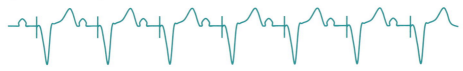

ⓑ 心房レート160bpmのとき

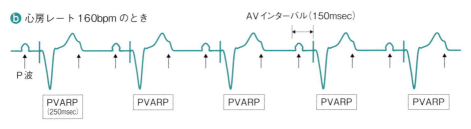

2：1ブロッキングレート＝6,000（msec）÷TARP（150＋250msec）＝150（bpm）

定しても 2：1 ブロックレートに制限されるため，上限トラッキングレートに達することはありません。

AV ディレイと PVARP の和である総心房不応期（TARP，p.37「不応期の設定」参照）から 2：1 ブロックレートを求めることができます。すなわち，

$$2：1 ブロックレート = 60,000（msec）÷ TARP（msec）$$

です。TARP を短くすることにより，2：1 ブロックレートを高いレートに設定することができますが，低いレートでのペースメーカ起因性頻拍（PMT）の発生に注意が必要です。

自動 PVARP や自動 AV ディレイなどの不応期や AV ディレイに関する自動調節機能をプログラムすると，高レート域におけるセンシングウインドウも最適化されるため，最大トラッキングレートを高く設定している場合でも，DDD あるいは VDD モードの高レート域での現象 [2：1 ブロック現象，ペースメーカ性ウエンケバッハ（Wenckebach）現象] を顕著に減少させることができます。同時に，自動 PVARP は低いレートでの PMT も減少させます。

TARP：
total atrial
refractory period

PMT：
pacemaker mediated
tachycardia

心房頻拍の場合

心房頻拍の頻拍周期が設定 AV ディレイと PVAB とを合わせた時間よりやや短い場合にも，心房頻拍の心房電位が 2 回に 1 回 PVAB 内に入るためペースメーカには認識されず，心房電位 2 回に 1 回の割合で心室ペーシングが行われ，設定上限に近い速いレートでペーシングされます。ペースメーカは心房の頻拍周期を実際の 2 倍に認識するため，モードスイッチも作動せず 2：1 心室ペーシングが維持されます（p.110「上室不整脈が多い場合」参照）。

対応としては，AV ディレイと PVAB を合わせた時間を心房頻拍の頻拍周期よりも短くなるように設定し，心房電位を認識させモードスイッチを作動させる方法があります。また，心房頻拍の持続が避けられない場合には DDD モード設定であれば DDI モードに，VDD モード設定であれば VVI（R）モードに変更することで，心房に追従した心室ペーシングを避けることができます。

PVAB：
post ventricular
atrial blanking
period

緊急設定のキモ：ペーシング編
④ペーシング後latencyを認める場合

　Latency とは潜伏，待ち時間の意味ですが，ペースメーカでは，スパイクとP波，あるいはスパイクとQRS群までの時間を意味します（図1）。心房筋の障害が大きいと，心房電極から心房筋に興奮が伝導するのに要する時間が延長しlatencyが著しく延長する場合があります。そのようなときは，ペーシング後AVディレイとセンシング後AVディレイの差を通常より大きく（ペーシング後AVディレイを長く）設定する必要があります。

図1　心房ペーシング後 latency を認める例
心房のペーシングスパイク後P波まで延長しているが，間隔は一定でありlatencyと思われます。P波も小さく，心房筋が変性している可能性があります。

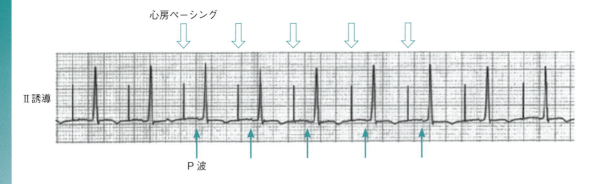

Memo

III

緊急設定のキモ：ペーシング編 ④ペーシング後 latency を認める場合

III こんなときどうする再プログラミング−覚えよう！取説には書いていないマル秘情報！

緊急設定のキモ：センシング編
① 心室波を心房側でオーバーセンシング（FFRW）している場合

Point
- FFRWにはⅠ型とⅡ型があり，通常よくみられるのはⅠ型。
- FFRWは不必要なモードスイッチ作動の原因となります。一方，FFRWを防ぐ設定は心房の頻脈イベントの検出率を下げる可能性があります。

　FFRWセンシングは心室の電気興奮を心房リードで感知してしまう現象です。VA逆伝導との違いは，FFRWは心室イベントからのタイムラグがほとんどありませんが，VA逆伝導の場合は心室イベントからある程度のタイムラグを経て心房に電位が現れる点です。ときにこのFFRWをペースメーカは心房の実際の興奮と誤認識し，実際には心房細動ではないのに不適切なモードスイッチが作動し，ペースメーカ症候群が生じることもあります。

　FFRWにはⅠ型とⅡ型があります[1]。Ⅰ型は心室センシングまたはペーシング時に心室イベントの後に出現し，Ⅱ型は心室センシング時にのみ心室イベントの前に出現します（図1）。通常よくみられるのはⅠ型です。Ⅰ型は心室イベントの後電位（アフターポテンシャル）を心房で感知してしまう場合に生じます。Ⅱ型は心房感度が鋭く，心室感度が鈍い場合および心室電位の立ち上がりがdullの場合に認められることが多いです。これは心室電位がdullに立ちあがると，心室で自己R波を感知する前に心房でFFRWを検出してしまうからです。

　FFRWセンシングを予防するためには，Ⅰ型では心室出力を下げる，心房感度を鈍くする，あるいは心室ペーシング後心房ブランキング時間（PVAB）を長くして対応をします。Ⅱ型では心房感度を鈍くし，心室感度を鋭くして対応します。しかし，心房細動波を感知する場合には鋭い心房感度が有利であり，心房粗動や心房頻拍の検出には短いPVABが必要であり，FFRWを防ぐ設定は心房の頻脈イベントの検出率を下げ，適切なモードスイッチの作動を妨げる可能性があることに注意が必要です。自己のP波の波高値が十分あればまずは心房感度を鈍くして対応するのがよいと思います。

　その他，FFRWの影響を回避する必要があるが上記方法では不可な場合には，モードスイッチの作動条件を変更する，またはモードスイッチをOFFにするなどの方法や，侵襲的な方法ですがリード線の位置を変えるまたは電極間距離の短い心房リードに変更するなどの方法もあります。

FFRW：
Far field R wave

PVAB：
post ventricular atrial blanking

図1 FFRW Ⅰ型とⅡ型

a：Ⅰ型のFFRWセンシング（緑矢印）により心房性頻脈と認識し，オートモードスイッチが作動が開始された（黒矢印）。
b：Ⅱ型のFFRWセンシング（緑矢印）。心室の動きを心房側で心室イベントの直前にセンシングしており，PVABでは回避できない。

ⓐ FFRW Ⅰ型

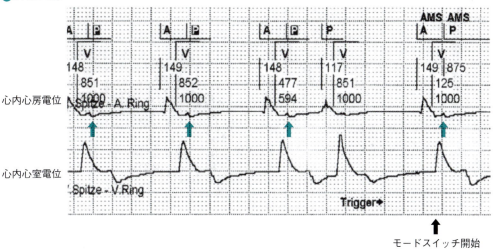

ⓑ FFRW Ⅱ型

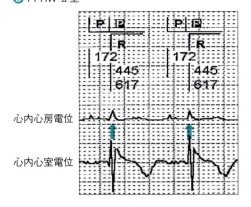

機能解説！

FFRWの確認方法

FFRWの有無を確認するには，心房を設定最高感度（0.1 mV），最短PVAB（60 msecなど）に設定し一番FFRWが現れやすい状態にしてみます。そして，FFRWを認めた場合には心房感度を徐々に鈍くしていくなど段階的に設定を変更し，FFRWがセンシングされなくなる設定を調べます。

◇ 文献

1) Minamiguchi H, Abe H, Kohno R, et al: Incidence and Characteristics of Far-Field R-Wave Sensing in Low Right Atrial Septum Pacing. Circ J 76 : 598-606, 2012.

緊急設定のキモ：センシング編
②ペースメーカ起因性頻拍（PMT）を認めた場合

- PMTは長いAVディレイ設定のときに心室期外収縮を契機に起きることが多いです。
- PMTが起きた場合は，基本PVARPを延長してPMTを停止させます。
- PVCレスポンスや自動PVARPを用いてPMTの予防に努めます。

　房室結節が不応期から脱している状態での心室ペーシングまたは心室期外収縮（PVC）は心房への逆伝導の原因となります。ペースメーカモードのDDDおよびVDDにおいて，心室イベント後心房不応期（PVARP）後に逆行性の伝導を心房イベントとしてセンシングした場合，そのイベントに対して心室同期ペーシングが出力され，これが繰り返されることで早い周期で反復して心室刺激が誘発されることがあります。これをペースメーカ起因性頻拍（PMT）（図1）といい，長いAVディレイ設定のときや，心室期外収縮が発生したときなどを契機として起こることが多いです（表1）。正常に作動しているデュアルチャンバーペースメーカで起こります。

　PMTが出現した場合はVP-AS時間（心室ペーシングから逆行性P波を心房センシングするまでの時間）があまり長くなければ，基本はPVARPを延長させることで逆行性心房電位を隠しますが，VP-AS時間が350msec以上などのように長い場合はPVARPだけでは限界があるので，以下に示すPMT機能をONに設定してPMTが起きた場合は対処するようにします。また心房ペーシング不全やセンシング不全が誘因の場合は心房ペーシング閾値・センシング閾値に基づき適切な安全域を確保した設定に変更します。その他，長いAVディレイを避けたり，心室期外収縮や心房期外収縮の予防（投薬やアブレーション治療など）を検討します。

PVC：
premature ventricular contraction

PVARP：
post ventricular atrial refractory period

PMT：
pacemaker mediated tachycardia

ペースメーカ起因性頻拍（PMT）の停止・防止機能

　各社設定されたPMTの定義（表2）によりPMT発生と判断されると，以下のような方法でPMT停止が試みられます。またPMT再発予防の機能もあります。

図1 心室期外収縮から発生したPMT

2拍目の心室期外収縮により逆行性心房興奮が生じ，PVARP後にこれが心房でセンシングされている。これにより上限レートまで延長されたAVディレイで心室ペーシングが起こる。これが繰り返されることでPMTになる。

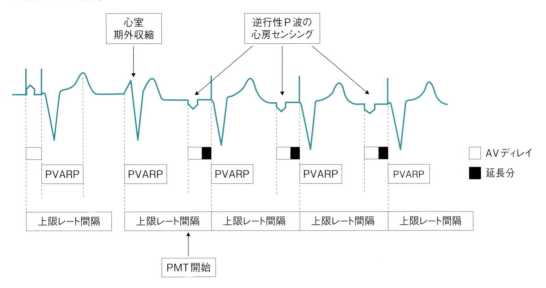

表1 主なPMT発生原因

①心室期外収縮
②長いAVディレイ設定
　（自己心拍優先機能に伴うAVディレイ延長も含む）
③短いPVARP設定
④心房期外収縮*
⑤心房ペーシング不全
⑥心房センシング不全**

* ：④はPVARP内に生じた心房期外収縮がセンシングされず，それに続く心房ペーシングが無効刺激になり，心室ペーシング後に逆行性心房興奮が生じるため。
**：⑥は心房センシング不全により，それに続く心房ペーシングが無効刺激となり，心室ペーシング後に逆行性心房興奮が生じるため。

● PMT停止：PVARPの延長

　多くのペースメーカはVP-AS時間の安定性を測ることによりPMTを検知します。PMTが確認されると1拍だけPVARPを延長し，逆行性P波をPVARPに収めることによって，PMTを停止します。延長の方法はPVARPを50msec延長（BIOTRONIK社），400msec（Medtronic社）・500msec（Boston Scientific社，SORIN社）の固定値に変更などがあります。また，Abbott社製ペースメーカではPMT検出直後1回心室ペーシングは抑制され最後の逆行性P波から330msec後に心房ペーシングが入る設定になっています（表3）。

● PMT再発予防：PVCレスポンス

　トラッキングモード（DDD）ではPVC後の逆行性伝導によりPMTが発生する可能性があります。PVCレスポンス機能をONにすると，PVCのような非同期心室イベントを検知した後PVARPを500msecに延長（SORIN社），475msec

表2 ペースメーカ起因性頻拍（PMT）の定義

会社名	PMT の定義
Azure XT（Medtronic 社）	• VP-AS 時間が 400msec 未満で 8 回連続して発生して以下を満たす場合 • 最大で 3 回 AV ディレイを 50msec 延長し VP-AS 時間に一貫性を認める
ACCOLADE（Boston Scientific 社）	• 心房センシングイベント後のマックストラッキングレートで 16 回連続した心室ペーシングがカウントされ，かつ以下を満たす場合 • マックストラッキングレートにおける 16 心室ペーシングイベント中の 2 拍目の VP-AS 時間測定値の前後 32msec 以内に 16VP-AS 時間がすべて入る
Assurity（Abbott 社）	• 心房のセンシング間隔が 8 拍連続して設定したインターバルより短く，かつ以下を満たす場合 • 8 拍の VP-AS 時間の偏差が 16msec 以内
Evity 8（BIOTRONIK 社）	• VP-AS 時間が 8 拍連続して設定（250 〜 500msec まで）したインターバルより短く，かつ以下を満たす場合 • 8 拍の VP-AS 時間の偏差が 24msec 以内
KORA 250（SORIN 社）	• VP-AS 時間が 8 拍連続して 469msec 未満で，かつ以下を満たす場合 • 8 拍の VP-AS 時間の偏差が 31msec 以内で AV ディレイを変化させても VP-AS 時間は安定している

VP-AS 時間：心室ペーシングから逆行性 P 波を心房センシングするまでの時間。

表3 ペースメーカ起因性頻拍（PMT）の停止・防止機能

	PMT 中に PVARP 延長	PVC レスポンス	自動 PVARP
Azure XT（Medtronic 社）	400msec 固定値に延長	○	○
ACCOLADE（Boston Scientific社）	500msec 固定値に延長	○	○
Assurity（Abbott 社）	＊	○	○
Evity 8（BIOTRONIK 社）	設定より 50msec 延長	○	○
KORA 250（SORIN 社）	500msec 固定値に延長	○	×

＊ PMT 検出直後 1 回心室ペーシングは抑制され，最後の逆行性 P 波から 330msec 後に心房ペーシングが入る。

に延長（Abbott 社），400msec 以上に延長（現在の PVARP が 400msec 以上のときは何も行われない）（Medtronic 社）または設定より 150msec 延長（BIOTRONIK 社）することで，PMT 防止が可能になります。

● PMT 再発予防：自動 PVARP

PVARP に固定値を使用すると，患者のニーズの変化に合わせた最適な PVARP 設定を行うことができない場合があります。すなわち心拍数が低下している場合は，PMT を防ぐために PVARP を十分な長さにする必要があります。一方心拍数が上昇している場合は，2：1 ブロックを防いで AV 同期性が得られるようにするために PVARP を十分に短くする必要があります。

Medtronic社ペースメーカには自動PVARP機能(p.40「機能解説！自動PVARP」参照)があり，トラッキングモード(DDD)では現在の患者の心拍数に合わせてPVARPを調整します。すなわち心拍数を最大で30bpm上回る値，または100bpmのうち，いずれか高いほうまで心房イベントの1：1トラッキングが可能となるよう調整されます(図2)。またBIOTRONIK社ペースメーカにも自動PVARP機能がありますがレートに合わせて，短くしたり，長くしたりはしません。7日間PMTが発生しない場合PVARPは50msec短縮し，PMTが発生し，PMT protectionが働いた場合PVARPは50msec延長(最大600msecまで)します。一度PMT protectionが働きPVARPが延長すると，その後PVARPは短縮されません。

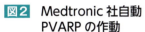

図2 Medtronic社自動PVARPの作動

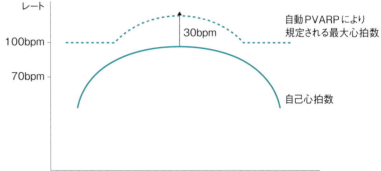

機能解説！

VA伝導

- VA伝導とは心室から心房への逆行性の伝導のことで，順行性の伝導のない房室ブロックにおいても，VA伝導が認められることがあります。洞不全症候群の約70〜80％，房室ブロックの35％に，VA伝導が認められます[1]。またVA伝導の発生は，時間，ペーシングレート，内因性カテコールアミンや薬物治療によって変化するので，PMTの発生記録がペースメーカに残っていても，外来でVA伝導が確認できない場合もあります[2]。
- VA伝導はFFRWと異なり，心室イベントからある程度の時間差を経て出現します。
- VA伝導の確認方法は，まずVVIで自己レートより若干高めのレートに設定します(心室レートは遅いほうがVA伝導が出現しやすいので，現在のレートよりかなり早いレートは避ける)。こうして心室ペーシングの状態を維持して，心室ペーシングから一定の時間後に心房電位が安定して認められるかどうか確認します。2種類以上のレートでペーシングを行い，異なるレートにおいてVA伝導に一貫性が見られる場合VA伝導ありと判断します。

FFRW：Far field R wave

文献

1) Hayes DL, Fuman S: Atrio-ventricular and ventriculo-atrial conduction times in patients undergoing pacemaker implant. Pacing Clin Electrophysiol 6(1 Pt 1): 38-46, 1983.
2) Harthorne JW, Eisenhauer AC, Steinhaus DM: Pacemaker-Mediated Tachycardias: An Unresolved Problem. Pacing Clin Electrophysiol 7(6 Pt 2): 1140-1147, 1984.

緊急設定のキモ：センシング編
③反復性非リエントリー性室房同期（RNRVAS）を認めた場合

Point
- ペースメーカ起因性頻拍（PMT）を予防するためには長い PVARP は有効ですが，逆に RNRVAS は起こりやすくなります。
- RNRVAS を予防するには PVARP を短くするほか，長い AV ディレイは避ける，高い下限レートは避けるなどがあります。

　心室ペーシング後の室房逆行性 P 波が心房で感知されるとそれに追随して心室ペーシングが起こり，ペースメーカ起因性頻拍（PMT）を誘発します（p.74「ペースメーカ起因性頻拍（PMT）を認めた場合」参照）。この現象を防ぐために，PVARP が設定され，PVARP 中の心房波は感知されないため，頻拍は持続しなくなります。しかし，PVARP 中に室房逆行性 P 波が入るためにタイミングサイクルはリセットされず，逆行性 P 波の心房不応期の間に予定された心房ペーシングが起こると無効刺激となり，その後に心房不応期を残さないため，再び心室ペーシング後の室房逆行性伝導を引き起こす可能性があります（図 1）。この現象は反復性非リエントリー性室房同期（RNRVAS）とよばれます。

　房室伝導のない房室ブロックでも室房逆行性伝導が認められ，RNRVAS を起こすことがあります。RNRVAS を起こす要因としては VA 伝導の存在と心房無効ペーシングの発生が必要であり，これらが生じやすい環境だと出現する可能性が高くなります。すなわち，長い AV ディレイの設定，長い PVARP 設定，高い下限レート（短い下限ペーシング間隔）設定，長い VA 時間などがあげられます（表 1）。心室ペーシングを避けるために AV ディレイを延長し，心房細動予防のために心房ペーシング（レートを高く保つアルゴリズム）を用いたときに起こりやすいです。

　RNRVAS が起きると，有効な AV 間隔が得られず，ペースメーカ症候群のような症状を自覚することがあります。また，PVARP 内の室房逆行性 P 波はペースメーカの記録上は残るので，心房ペーシングを二重にカウントすると頻脈性心房不整脈と誤認識されモードスイッチが作動したり，心房不整脈検出機能での検出記録が不正確になる一因になります。その他不要な心室ペーシングが入ることになる可能性や心房不整脈を誘発する可能性もあります。

PMT：
pacemaker mediated tachycardia

PVARP：
post ventricular atrial refractory period

RNRVAS：
repetitive non-reentrant ventriculoatrial synchrony

反復性非リエントリー性室房同期（RNRVAS）の防止

RNRVASを認めた場合の対策としてはPVARPを短縮することが多いですが、一方でPMTを起こしやすくなることに注意が必要です。その他長いAVディレイは避ける（必要に応じて自動AVディレイを設定する）、高い下限レートは避ける、心房細動予防機能など早い心房ペーシングが生じる機能をOFFにするなどがあります（図2）。

図1 反復性非リエントリー性室房同期（RNRVAS）

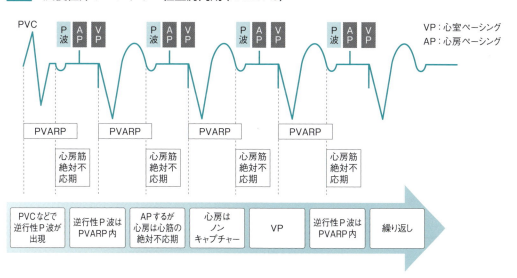

表1 主なRNRVAS発生原因

①長いAVディレイ設定
②長いPVARP設定
③長いVA時間
④高い下限レート（短い下限ペーシング間隔）
⑤長い心房筋不応期（抗不整脈薬使用時など）

図2 RNRVASの防止

図1と同一ケースで心房のペーシングレートを下げて、AVディレイを短縮した設定に変更している。その結果、PVC出現時に逆行性P波がPVARP内に出現し設定されたインターバルで心房ペーシングが出ても、心房筋の絶対不応期を脱しているので心房はキャプチャーされている。さらに短いAVディレイ後に心室ペーシングされることで房室結節や心房筋の不応期のために逆行性P波は生じていない。

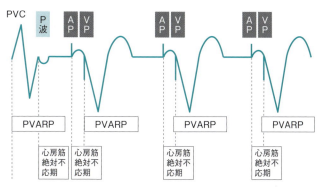

PVC：心室期外収縮　　VP：心室ペーシング　　AP：心房ペーシング

緊急設定のキモ：センシング編
④偽偽融合収縮(pseudo-pseudo fusion beat)を認めた場合

Point
- 偽偽融合収縮ではQRS波が心房と心室2つのペーシングスパイクに挟まれる形になります。
- 偽偽融合収縮を認める場合は，R on Tを防ぐため長いAVディレイ設定は避けます。

融合収縮(fusion beat)と偽融合収縮(pseudo fusion beat)

　ペースメーカはリード線の電極が留置された近傍の局所の電位をセンシングしているので，電極に興奮が達してはじめてセンシングできます。したがって，実際の心筋の興奮開始と，ペースメーカのセンシングタイミングとの間には時間差が生じます。

　融合収縮(fusion beat)とは自己の心室収縮が始まっているにもかかわらず，自己の心室興奮をペースメーカが感知する前に心室ペーシングが開始された場合，自己心拍の収縮とペーシングによる収縮とが融合する現象です。融合収縮の波形は，自己心拍の波形ともペーシングによるイベントの波形とも異なります。

　一方，偽融合収縮とは心電図上自己心拍のQRS波形にペーシングパルスが重なって認められるものの，融合収縮とは異なり実際にはペーシングパルスは心筋興奮に関与していない現象です。ペーシングのパルスは無効刺激のため自己心拍の波形は変化しません（図1）。

偽偽融合収縮(pseudo-pseudo fusion beat)

　偽偽融合収縮とは自己QRS波形内に心房ペーシングスパイクが混在することを言います。QRS波の立ち上がりの時相にペーシングスパイクを認めても，心房ペーシングであり心室の興奮には関与せず，QRS波は自己の波形となります。このように心房スパイクが自発のQRS波と重なって生じると，クロストーク防止のために設定されている心房ペーシング後心室ブランキングにQRS波が入るため，QRS波のセンシングがなされず，AVディレイ終了後に

心室ペーシングが行われてしまいます(図2)。この際AVディレイが長く設定されているとT波の時相にスパイクが入るためR on Tから心室頻拍や心室細動を引き起こす可能性があり注意を要します。心室期外収縮が心房スパイクに重なる場合と心房のセンシング不全により心房スパイクが自発QRS波に重なる場合があります。

　偽偽融合収縮を認める場合は，R on Tを防ぐため長いAVディレイ設定は避けます。また，心室セーフティペーシング機能でR on Tが避けられる場合もあります(p.82「クロストークが疑われる場合」参照)。

図1　心室の融合収縮と偽融合収縮

心房細動でVVIモードの症例。
1拍目と7拍目はQRS波形の前にペーシングスパイクを認め，QRS幅も広くペーシング波形と思われます。
3拍目と4拍目にはペーシングスパイクがなく，自己の心室波形と思われます。
2拍目と6拍目はQRS波形の前にペーシングスパイクを認めますが，QRS波形の幅はペーシング波形よりは狭く，自己波形とペーシング波形との融合収縮と判断できます。
5拍目はQRS波形にペーシングが重なっていますが，QRS波形は自己QRS波形と同一でありペーシングは心室興奮に関与しておらず偽融合収縮と思われます。

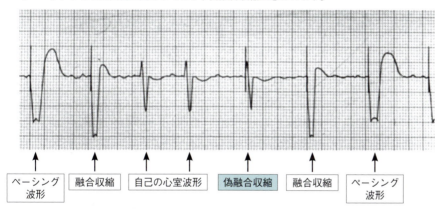

ペーシング波形　融合収縮　自己の心室波形　偽融合収縮　融合収縮　ペーシング波形

図2　偽偽融合収縮
（pseudo-pseudo fusion beat）

DDDモードの症例。
2拍目に心室期外収縮が出現し，心房ペーシングと自己QRS波形の混在形になっています（偽偽融合収縮）。心房ペーシングと同じタイミングで自発QRS波が出現すると心房イベント後心室ブランキングにより自発QRS波はセンシングされないため，設定されたAVディレイ後に心室ペーシングが出現しています。この図では心室ペーシングは心室不応期のため無効刺激となり，QRS波が心房心室2つのペーシングスパイクに挟まれる結果となっています。AVディレイが長いとR on Tから心室頻拍や心室細動を引き起こす可能性があります。

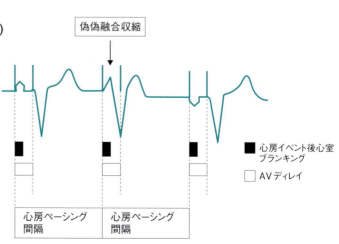

緊急設定のキモ：センシング編
⑤ クロストークが疑われる場合

Point
- クロストークはPAVBおよびセーフティーペーシング機能を組み合わせることで対応できます。

　クロストークとは1つのチャンバーでのペーシングスパイクや，アフターポテンシャルをもう1つのチャンバーでセンシングしてしまう現象です。特に心房ペーシング出力を心室がオーバーセンシングすると心室ペーシングが抑制されるので，房室ブロックが存在すると心室興奮の脱落を生じ，自己心拍のない場合には非常に危険です（図1）。このような不具合を回避するために，心房イベント後心室ブランキング（PAVB）が設定されています（p.37「不応期の設定」参照）。

PAVB：
post atrial
ventricular blanking

　クロストークが疑われる場合には下記のような設定変更を考慮します。
① 心房パルスエネルギーを小さくする。
② 心室感度を低く（鈍く）する。
③ 心室センシング極性を双極にする。
④ PAVBを長くする。

図1　クロストークの例
3個目の心房ペーシング以降，心室のセンシング回路で心房のペーシングパルスが感知されています。心室のペーシングが抑制され心停止となっています。

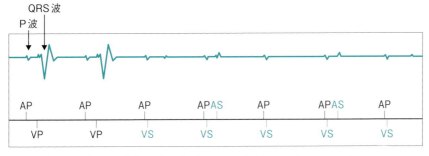

AP：心房ペーシング，VP：心室ペーシング，AS：心房センシング，VS：心室センシング

セーフティペーシング機能

　PAVBを長く設定することでクロストークを防ぐことが可能になりますが，PAVBを長くすることで実際の心室興奮も認識しなくなります。このため心房ペーシング直後に心室期外収縮が入った場合などこれを認識せず，心室ペーシングがT波の頂上に重なるR on Tを生じる可能性があります［p.80「偽偽融合収縮（pseudo-pseudo fusion beatを認めた場合）」参照］。

　このPAVBを長くすることによる不利益を避けるために開発されたのがセーフティペーシング機能です。PAVB後にクロストーク検出ウインドウを設けることで，この期間内に心室側で何かイベントを感知するとセーフティペーシング機能が働きクロストーク検出ウインドウの終端またはセーフティペーシングインターバルで心室ペーシングを行います。このタイミングで心室ペーシングが入っても，検出したイベントが通常の心室興奮によるものであれば無効刺激となり，ノイズやクロストークによるものであれば心室が興奮し心停止を防ぎます。セーフティペーシングは通常AVディレイよりも短く100～120msecで設定されています。

　例えばAbbott社製ペースメーカについている心室セーフティスタンバイ機能では，心房ペーシングによるクロストークをクロストーク検出ウインドウ内でセンシングすると，心房ペーシングパルスの120msec後に心室セーフティペーシングパルスが出力されます。クロストーク検出ウインドウ終了後にシグナルをセンシングすると，心室ペーシングパルスは抑制されます（図2）。各社セーフティペーシングの特徴を表1にまとめます。

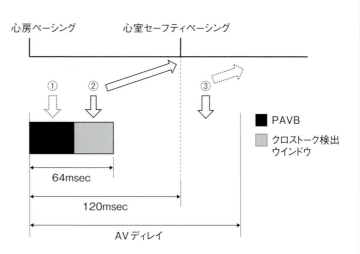

図2　心室セーフティスタンバイ（Abbott社）

①のようにPAVB内では心室センシングはされません。
②のようにクロストーク検出ウインドウ内で心室センシングされた場合は，心房ペーシングから120msec後に心室ペーシングが入ります。
③のようにクロストーク検出ウインドウを過ぎてから心室センシングされた場合は，通常の心室センシングと同様に心室ペーシングは抑制されます。
心房ペーシング後いずれのタイミングにおいても心室センシングがされなかった場合は，設定通りAVディレイ後に心室ペーシングが入ります。

こんなときどうする再プログラミング－覚えよう！取説には書いていないマル秘情報！

表1 各社クロストーク防止機能の比較

	名称	PAVBとクロストーク検出ウインドウの合計	心室セーフティペーシングのタイミング
Azure XT（Medtronic 社）	心室セーフティペーシング	110 msec または 70 msec（心室レートにより異なる）	心房ペーシング後 110 msec または 70 msec（心室レートにより異なる），または設定された AV ディレイのいずれか短い値で心室ペーシングを行う
ACCOLADE（Boston Scientific 社）	なし		
Assurity（Abbott 社）	心室セーフティスタンバイ	64 msec	心房ペーシング後 120 msec または設定された AV ディレイのどちらか短い値で心室ペーシングを行う
Evity 8（BIOTRONIK 社）	セーフティウインドウ	100 msec	心房ペーシング後 100 msec または設定された AV ディレイのどちらか短い値で心室ペーシングを行う
KORA 250（SORIN 社）	コミッティドピリオド	95 msec	心房ペーシング後 95 msec で心室ペーシングを行う

84

緊急設定のキモ：ジェネレータ・リード編
① 急激な閾値の上昇を認めた場合

Point
- 急激な閾値の上昇には可逆的な要因と不可逆的な要因とがあります。
- 閾値が不安定な間は固定の高出力設定で経過観察をします。

ペースメーカ植込み後1〜2週間は，ペーシング閾値は徐々に上昇し，その後，徐々に低下し定常状態に達するが，植込み時の2倍前後まで上昇することもまれではありません［外来時にチェックするべき基本の項目（p.45「閾値チェックの方法」）参照］。このペーシング閾値の上昇は電極と接した部分の炎症，線維化によるものと考えられ，電極先端よりステロイド薬が溶出する電極が開発され，閾値の上昇は抑えられるようになりました。

通常，ペーシング閾値は植込み後数カ月で安定しますが，ときには植込み後数年以上経過してからでも急激なペーシング閾値の上昇を認める場合があります。閾値上昇は不可逆的な場合と可逆的な場合とがあり（**表1**），不可逆的な閾値上昇の原因としては電極近傍での組織の器質的変化（心筋梗塞，心サルコイドーシス，心アミロイドーシスなど）が考えられます。可逆的な閾値上昇の原因としては，リードのmicrodislodgement，代謝異常・電解質異常・薬剤の影響などがあります。薬剤でペーシング閾値上昇をきたす主なものとしては，抗不整脈薬（特にIc群）・β遮断薬・ジギタリス・抗てんかん薬・インスリンなどがあり，通常これら薬剤の使用を中止すれば，閾値は前値に復します。また，ハイインピーダンスリードは電極面積が小さいためmicrodislodgementの影響を受けやすい可能性があります[1]。

したがって，急激な閾値の上昇を認めた場合は上記原因の有無を検討し，不可逆的な原因の場合は出力を十分高く変更することが必要です。また，可逆性の原因の場合でも原因が除去され閾値が改善するまでは高出力に設定する必要があります。自己心拍がなく，ペースメーカ依存度が高い患者の場合は閾値が改善するまで入院しての経過観察も検討します。出力は通常であれば電圧閾値の2倍のマージンをとった電圧に設定しますが，閾値が不安定な場合は通常以上のマージンをとって設定することが望まれます。また，閾値の変動が大きい場合には，自動出力調節機能は避けて，固定の高出力設定で閾値が安定するまで経過観察したほうが安全と思われます。

表1　閾値上昇の原因

①不可逆性の原因
・心筋梗塞，心サルコイドーシス，心アミロイドーシスなど
②可逆性の原因
・microdislodgement
・代謝異常・電解質異常
・薬剤

◇ 文献

1) Kikuchi K, Abe H, Nagatomo T, et al: Microdislodgment : a likely mechanism of pacing failure with highimpedence small area electrodes. Pacing Clin Electrophysiol 26 (7 Pt 1) : 1541-1543, 2003.

III 緊急設定のキモ：ジェネレータ・リード編

②リード抵抗が急に上昇または低下していたら

- リード抵抗の急激な変化は，リード自体の損傷やペースメーカとのコネクタ部分の接触不良をまず疑います。
- ペースメーカチェック時には正常でも，記録されている自動リード抵抗の測定値に異常を認めた場合は注意が必要です。

リード抵抗の異常な低下

　異常なリード抵抗の低下は電流の漏洩を示し，不完全断線，リード被覆の損傷，電極逸脱などを考えます。リードの絶縁体の損傷によってリークが起きるとリードインピーダンスが低下し，250 Ω以下ではリークが強く疑われます。放置すると電池消耗が早くなり，筋攣縮や雑音の混入によってオーバーセンシングの危険性があります。ペースメーカ記録ではリード抵抗の変動がありリーク発生が疑われても，外来チェック時に正常の場合には，ペースメーカ植込み側の患者の腕を動かしたりポケット部をマッサージするなどしてリード抵抗を測定するとリークが顕性化する場合もあります。

リード抵抗の異常な上昇

　逆にリード抵抗の異常な上昇はリードの断線や電極・コネクタの接触不良（ルーズピン）などを考えます。リードの断線が起きるとインピーダンスは上昇しペーシング閾値が上昇，完全に断線するとインピーダンス無限大でペーシングスパイクが出なくなります。リードトラブルの好発部位はリードにストレスのかかる部位で鎖骨下穿刺時の肋鎖靱帯通過部位，三尖弁通過部位，ポケット内でリードカーブが急峻になった部分，心筋電極では固定部分や腹直筋通過部分などです。X線写真でも確認できる場合とできない場合があります。

対処法

　リード不全が疑われた場合は単極と双極でチェックし，単極が使用可能な場合は一時的に単極へ設定変更します。ただし，基本的にはリードの交換（追加）が必要です。

　ペースメーカの機種によっては自動リード抵抗測定機能（p.58「不必要なペーシングが出ている」参照）と連動して，異常なリード抵抗測定値を認めた場合には自動的に双極から単極に切り替わる機能がついています（**表1**）。

表1 各社自動双極／単極切り替え機能

	名称	許容範囲	特徴
Azure XT （Medtronic 社）	リードモニター	200〜3,000 Ω （下限値は 200〜500 Ω，上限値は 1,000〜3,000 Ωの範囲で設定可能）	・ペーシングごとに確認し，9 発中 5 発で範囲外の抵抗値が測定されると，パルス極性およびセンシング極性を双極から単極に変更する ・極性の変更を伴わない，リード抵抗のモニターのみにも設定できます
ACCOLADE （Boston Scientific 社）	リードセイフティスイッチ	200〜2,000 Ω （下限値は 200〜500 Ω，上限値は 2,000〜3,000 Ωの範囲で設定可能）	・範囲外の抵抗値が測定されると，パルス極性およびセンシング極性を双極から単極に変更する ・極性の変更を伴わない，リード抵抗のモニターのみにも設定できます
Assurity （Abbott 社）	リードモニタリング機能	200〜2,000 Ω （下限値は 100〜500 Ω，上限値は 750〜3,000 Ωの範囲で設定可能）	範囲外の抵抗値が測定されると，パルス極性およびセンシング極性を双極から単極に変更する
Evity 8 （BIOTRONIK 社）	リードチェック	100〜2,500 Ω	30秒ごとの測定で異常値が検出された場合は，同極性で 2 心拍連続で測定し，3 連続で異常値を示した場合は，単極に切り替わる。この機能はオフにもできます
KORA 250 （SORIN 社）	ポラリティスイッチ	200〜3,000 Ω	4 回の測定のうち 2 回が範囲外の測定値の場合，パルス極性およびセンシング極性を双極から単極に変更する

III こんなときどうする再プログラミング－覚えよう！取説には書いていないマル秘情報！

緊急設定のキモ：ジェネレータ・リード編
③心内電位にノイズの混入を認めたら

Point
- ノイズ混入を認めたら胸部X線所見，リード抵抗値，電磁干渉を受ける環境の有無などから原因を診断します。
- 間欠的なノイズの感知が繰り返されるとペーシングが連続して抑制される可能性があります。

　ペースメーカ心内電位へのノイズ混入の原因としてはリード不全，電磁干渉（EMI）などをまず考えます。

　リード不全については，リード断線などが要因となる長期的な合併症であり，胸部X線上で判断できる場合も多いですが，リード不完全断線の場合は胸部X線上ではその所見が得られ難いため，リード抵抗の測定が有用です（p.86「リード抵抗が急に上昇または低下していたら」参照）。ペースメーカに依存している患者が，心室リードの不完全断線でノイズを感知して失神し救急受診してきた場合には，心室ペーシングは可能な状況であれば心室の感度を最も鈍くする，またはVOOに設定してノイズのセンシングを防ぐことが重要です。

　電磁干渉には，その要因となるメカニズムが数種類存在しますが，通常そのノイズの形状は鋭いか連続的であることが多いです。ペースメーカがノイズを感知した場合の作動としては，ノイズが高周波で連続的な場合はノイズリバージョン（p.90参照）により非同期ペーシングに移行します。また，ノイズが低周波である場合または間欠的な場合はオーバーセンシングが起こります。一過性の電磁障害によるノイズはペースメーカ外来受診時には認めないので，ノイズ混入記録時の時間帯に電磁干渉の要因となる環境であったかどうかの問診が重要です。いずれにせよ電磁干渉の原因となる機器や環境から速やかに離れることが重要です。

EMI：electro-magnetic interference

電磁干渉

　ペースメーカ外部の電磁界によって人体に心電位に類似した周波数や波形のノイズが混入し，ペースメーカが心電位と鑑別できずに動作することを電

図1 EMI 混入経路

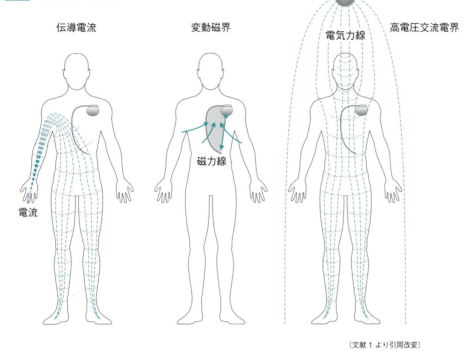

（文献1より引用改変）

磁干渉（EMI）といいます。そして電磁干渉により引き起こされるペースメーカ応答により生じるさまざまな障害を電磁障害といいます。主なノイズの混入経路としては以下の3つがあります[1, 2]（図1）。

● 伝導電流

直接電気が人体の一部から入ってきて，人体に電流が流れる場合です。
例：電気メス，低周波治療器，家電製品からの漏電など

● 変動磁界

人体への変動磁界の照射がなされ，ペースメーカそのものがアンテナの役目を果たしてしまう場合です。ペースメーカ内部には外部との通信用にテレメトリコイルがあり，そこに変動磁界が入射されると電圧が誘起されペースメーカが不適切作動をする場合があります。同様に，ペースメーカ本体に接続されているリードが体内で1回巻きのコイルを形成しており，このコイル面（輪の中）に変動磁界が入射されると電圧が誘起されペースメーカが不適切作動をする場合があります。
例：IH調理器，盗難防止ゲート，電気溶接機など

表1　EMI の発生要因

①伝導電流（電気メス, 低周波治療器, 家電製品の漏電, など）
②変動磁界（IH 調理器, 盗難防止ゲート, 電気溶接機, など）
③高電圧交流電界（高圧送電線, 架線）
④高周波電磁界（携帯電話, 無線機, マイクロ波, など）
⑤静磁界（磁石, MRI, など）
⑥放射線（X 線, ガンマ線, など）

● 高電圧交流電界

人体が高電圧交流磁界に曝露された場合です。

例：高電圧送電線や配電盤への接近など

その他のノイズ混入経路として, 高周波電磁界と静磁界（磁石）, 放射線があります（**表 1**）。高周波電磁界とは, 外部から高周波の無線電波が入射すると, 変動磁界の場合と同様にテレメトリコイルやリードがつくるコイルに電圧が誘起されペースメーカが不適切作動をする場合です。ノイズ発生源として携帯電話, 無線機, マイクロ波温熱治療器などがあります。これらのノイズの混入は単極電極で起こりやすく, 双極電極の場合, 単極電極に比べ影響が 1/6 〜 1/10 と小さくなります。

以上のいずれの場合も, 強烈な EMI でペースメーカに恒久的な障害が残るような場合を除けば, 通常は EMI 発生源から遠ざかることで正常な動作に復帰し, 不適切な作動が持続することはまれです。

ノイズリバージョン

各チャンバーにおいてノイズが設定されたペーシングインターバルまで継続すると非同期となる機能です。すなわち心房と心室のセンシングイベントとともに EMI インターバルが始まり, EMI インターバルの間にセンシングイベントがあると EMI インターバルは更新されます。センシングイベントが続いている間は, EMI インターバルの更新が繰り返され, 非同期ペーシングをします。これにより自己心拍が出ない患者で, ペースメーカに外部からノイズが混入した際にも, ペーシングが保たれ心停止を防げます。**図 2** で BIOTRONIK 社のノイズリバージョンを例に示します。

ただし, 何 Hz 以上の信号をノイズとして感知するかの基準は機種により異なります。したがって, 同じレベルのノイズが外部から入った場合でも, それぞれ異なった作動をする可能性があります。**表 2** に各社のノイズリバージョンの特徴をまとめます。

図2　ノイズリバージョン (BIOTRONIK 社)

BIOTRONIK 社のノイズリバージョンを例に説明します。

a：ノイズが一過性の場合：心室イベント後ノイズが感知されると，その時点から 51msec の EMI インターバルが更新され，ノイズが感知される間繰り返されます。ノイズを感知したところでペーシングインターバルのカウントはリセットされますが，ノイズが一過性であれば更新が停止され通常の心室のセンシング期間に復帰するので，ペーシング間隔内に QRS 波があればセンシングされ，心室ペーシングは抑制されます。

b：ノイズが持続する場合：ノイズが持続し，EMI インターバル内にノイズが感知され続けると EMI インターバルが繰り返されます。設定された心室のペーシング間隔まで繰り返されると，自己 QRS 波が出ていても非同期で心室ペーシングが入ります。

ⓐ ノイズが一過性の場合

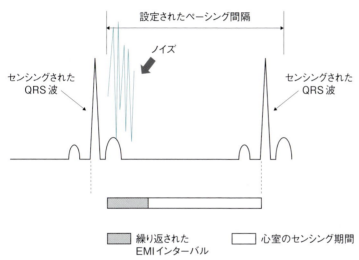

ⓑ ノイズが持続する場合

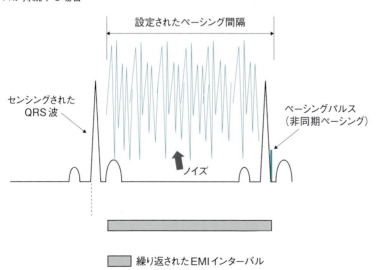

表2 各社ノイズリバージョンの特徴

	ノイズ感知基準	EMIインターバル	特徴
Azure XT（Medtronic社）	センシング感度内	40msec	心房または心室のイベント後EMIインターバルが開始される。基本インターバルまでEMIインターバルが更新し延長されると，ノイズリバージョンが働く（シングルチャンバーならば各チャンバーで行われデュアルチャンバーならば心室でのみリバージョン作動）
ACCOLADE（Boston Scientific社）	25Hz以上	40msec	心房または心室のイベント後EMIインターバル（ノイズウィンドウ）が開始される。基本インターバルまでEMIインターバルが更新し延長されると，ノイズリバージョンが働く
Assurity（Abbott社）	7Hz以上	62.5msec	心房または心室のセンシングイベントのあと130msec後からEMIインターバル（ノイズサンプリングピリオド）が開始される。ノイズサンプリングピリオドが3回以上延長されると，ノイズリバージョンが働く
Evity 8（BIOTRONIK社）	20Hz以上	51msec	心房または心室のセンシングイベント後，それぞれからEMIインターバルが開始される。基本インターバルまでEMIインターバルが更新し延長されると，ノイズリバージョンが働く
KORA 250（SORIN社）	非公開	50msec	心房または心室の絶対不応期後EMIインターバルが開始される。基本インターバルまでEMIインターバル（ノイズ不応期）が更新し延長されると，ノイズリバージョンが働く

◇ 文献

1) 豊島　健：ペースメーカ/ICD治療の工学的問題点．Ther Res 2007; 28: 236-41.
2) 安倍治彦，豊嶋　健編集：生体内植込みデバイス患者と電磁干渉（日本不整脈学会監修）．メディカルレビュー社，大阪，2007.

緊急設定のキモ：その他
① 横隔神経刺激を認めた場合

Point
- 横隔神経刺激が疑われたら，最大出力でペーシングを行い，体位を変えたり深呼吸をするなどして見逃さないようにします．

　人工ペースメーカの刺激が横隔神経（図1）や横隔膜を刺激し，律動的に横隔膜が収縮し吃逆が生じることがあります．横隔神経刺激は，心房リードがこの神経の近くにあるときに起こりやすいです．心室リードでは心臓再同期療法の左室リードによるものが多いですが，右室心尖部に留置したリードでも生じることがあります．特に人工ペースメーカからの出力が大きいときや，心内膜ペーシングリードが右室を貫通したときに起こることが多いです．

　ペースメーカ外来で患者さんが吃逆のような症状をときどき自覚すると訴えたら横隔神経刺激を疑います．外来でチェックする際に，設定されている出力では生じないことも多く，最大出力（0.50msec・10V）でペーシングを行い，横隔神経刺激や muscle twitching の有無を確認します．体位によっても出現の頻度は異なるため，仰臥位，側臥位，座位および深呼吸時などで出現するかを観察します．

　横隔神経刺激を認めた場合はまずペーシング出力を下げることで回避できるか検討します．パルス幅を拡げて出力を下げると避けられる場合もあります．心臓のペーシング閾値との兼ね合いで回避できない場合にはリード位置の修正が必要になります．また，リード穿孔や，リード位置が移動したことにより生じている可能性がありますので，X線でリード線の位置の確認も必要です．

図1　横隔神経の走行

横隔神経とはC3～4から出る頸神経叢の枝で，横隔膜の運動を支配する神経です．
右横隔神経は上大静脈，右房の右側を走り，肺根の前を通り，心膜と縦隔胸膜との間を下行して，横隔膜に達します．
左横隔神経は左鎖骨下動脈と総頸動脈との間を走り，肺根の前を下行して横隔膜に至ります．

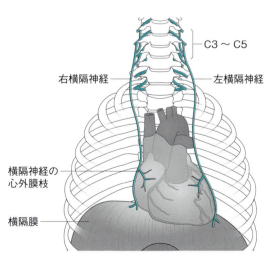

III こんなときどうする再プログラミング－覚えよう！ 取説には書いていないマル秘情報！

緊急設定のキモ：その他
② ペースメーカ症候群

Point
- ペースメーカ症候群を認めた場合は，房室同期性を保つようにペーシングを行う設定にしたり，ペーシングレートを下げて自己心拍を優先するように対応します。

　ペースメーカ症候群とは，ペースメーカ植込み後，徐脈が改善したにもかかわらず，生理的房室同期の消失やペーシングによる収縮様式の変化，ペースメーカに起因する頻拍（PMT）などにより生じる動悸やめまい，倦怠感，息切れなどの症状をいいます。

　心拍出量に対する心房の寄与は20〜30％とされます。非生理的ペースメーカでは，心房と心室が同期して収縮しないため，あるいは逆行性室房伝導が生じるために，心房の寄与が失われます。これによって心拍出量低下・血圧低下といった血行動態上の不利益が生じ，さまざまな症状を自覚します（図1）[1]。

　完全房室ブロック患者でペースメーカ症候群を認めた場合は，房室同期性を保つように生理的ペーシングを行うことが大切です。心室リードのみでVVI設定の場合であれば，心房リードを追加してDDDペースメーカに変更することを考慮します。緊急避難的方法としてレートレスポンス機能を付けてVVIRとすることで症状が緩和する場合があります。洞不全症候群の場合は，VVIのペーシングレートを可能な範囲内で下げることで自己心拍を優先させることで対処できる場合もあります。

PMT：
pacemaker-mediated tachycardia

図1 ペースメーカ症候群

洞不全症候群にペースメーカ（設定 VVI モード，レート 60/分）が挿入されている例における心電図と動脈圧の同時記録を示します。

洞調律のレートが 60/分以下になり，心室ペーシングが開始されると心房収縮との同期性が失われた結果，血圧が 131/72 から 88/55 へ低下しています。心室ペーシング中は，QRS 波の後に逆行性 P 波を認めています。

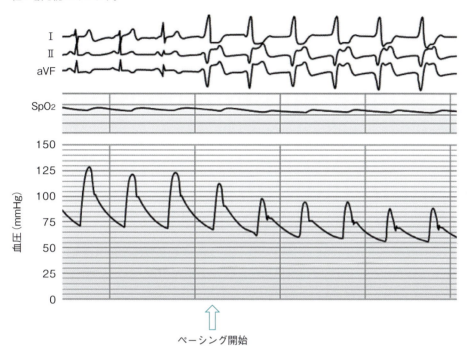

◇ 文献

1) Ahn Y, Cho JG: Pacemaker syndrome. Heart 2004; 90(1): 58.

Ⅲ 　こんなときどうする再プログラミング－覚えよう！ 取説には書いていないマル秘情報！

緊急設定のキモ：その他
③心機能が低下してきた場合
－右室ペーシングを減らす方法－

Point
- ペースメーカ植込み後，心機能が低下してきた例では心室ペーシングの悪影響の可能性を検討します。
- 心室ペーシングを減らす機能としてはモードを自動的に変更する方法と，AVディレイを自動的に調節する方法とがあります。

　ペースメーカ植込み後に心機能が低下してくる原因として，基礎心疾患の進行以外に右室ペーシングによる悪影響の可能性があります。

　右室ペーシングは左室より先に右室を収縮させ，左室側壁より先に中隔を収縮させるので左脚ブロックと同様の影響，すなわち心室の不同期（dyssynchrony）を生じます。右室ペーシングか自己の伝導障害かにかかわらず，この心室の不同期は一部の患者において心不全の発生や増悪を引き起こし，心房細動の出現頻度を増加させます。特に心室ペーシング率が40％以上の症例やペーシング時に160msec以上の幅広いQRS波の症例では心不全や心房細動の発生率が上昇すると言われています[1,2)]。一方，大部分のペースメーカ植込み患者において，自己の房室伝導は右室ペーシングより血行動態的に有利です。したがって，洞不全症候群やⅡ度房室ブロックなど房室ブロック発生時以外は心室ペーシングが不必要な症例においては，心室ペーシングはできるだけ避けるべきと思われます。

　このような右室ペーシングの悪影響の理解が深まるにつれ心室ペーシングを最小限にとどめる機能が発達してきました。心室ペーシングの減少は電池寿命の延長にもつながります。心室ペーシングを減らすためのアプローチ方法としては下記の方法があります。

①シングルチャンバーデバイスの場合
- 基本のペーシングレートを下げる。
- レートレスポンス機能がONの場合にはこれをOFFとするかアクティビティ閾値を高くする。

②デュアルチャンバーデバイスの場合
- 固定AVディレイを長く設定する。
- AVディレイヒステリシスを設定する。
- 房室伝導の有無によりモードが自動で変わる設定にする。

表1 各社心室ペーシング最小化機能の比較

ペースメーカ機種	AAI⇔DDD自動変更方式	モードの表記法	AVディレイ自動延長方式
Azure XT（Medtronic社）	MVP2.0	AAI⇔DDD, AAI+	なし
ACCOLADE（Boston Scientific社）	RYTHMIQ	AAI with VVI backup	AV Search+
Assurity（Abbott社）	なし	なし	VIP
Evity 8（BIOTRONIK社）	Vpサプレッション	ADI⇔DDD	IRS plus
KORA 250（SORIN社）	Safe R	Safe R（AAI⇔DDD）	Dplus

AVディレイヒステリシス（p.33「AVディレイの設定」参照）は極単に長いPQ時間でペーシングされるデメリットやペースメーカ起因性頻拍（PMT）の誘因になるなどの問題もありました。そこで通常は心房ペーシング［AAI（R）モード］で作動し，房室ブロック発生時にDDD（R）モードへ自動で変更される機能や，従来のAVディレイヒステリシスを改良した機能などを各社開発しています。以下に各社の右室ペーシングを避ける機能について解説し，**表1**にまとめを示します。

PMT：pacemaker-mediated tachycardia

AAI⇔DDD自動変更方式

● MVP (Managed Ventricular Pacing) 2.0 (Medtronic社)

Medtronic社製ペースメーカに内蔵されている機能で，モード表記はAAI⇔DDDまたはAAI+とすることが多いです。MVP2.0では従来のMVPと同様，基本は心室ペーシングを行わないAAI+モードに設定し，一定基準を満たす程度の房室ブロックが出現した際にはDDDモードに切り替わり，自己の房室伝導の回復が確認されると再びAAI+モードに切り替わる設定です。ただし，従来のMVPに認めた房室ブロック出現時に房室同期が消失したり，V-Vインターバルが延長する点が解消されています（**表2**）。

具体的には，AAI+作動中は常に直近16拍のAVインターバルの平均値（単純な平均値ではなく，AVインターバルに応じて加重を加えた計算式で算出）が計算されており，平均AVインターバルが設定したmaximum AV interval limitを超えた場合，DDDに切り替わります（**図1**）。また，AAI+で作動中は心房ペーシングまたは心房センシングイベントを起点として房室ブロック確認ウインドウが設定されます。房室ブロック確認ウインドウは420msecまたは平均AVインターバル+100msecのどちらか長いほう（上限600msec）に設定されま

す．設定された期間中に自己伝導が確認されなかった場合，房室ブロックが発生していると判断し，早期に心房ペーシングを送出，さらに80msec後に心室バックアップペーシングを送出しV-Vインターバルの延長を抑制します（図2）．

表2　MVPと比べたMVP2.0の改良点

①長いPRインターバルへの対応
- PRインターバルが許容範囲を超えた場合，AAI（R）＋からDDD（R）に切り替え，房室同期を保ちます（MVPではAAI＋のままで作動継続）
- PRインターバルが長い症例ではAAIR＋モード時のペーシングレートをセンサレートよりも低く制限し，房室ブロックの発生を抑制します（MVPではレート上昇に伴う房室ブロックが発生し，DDDRにモードスイッチした）

②長いポーズ（房室ブロック）への対応
- AAI＋で作動中は房室ブロックを早期に確認し，早期に心房ペーシング，心室バックアップペーシングを送出することでV-Vインターバルの延長を抑制します（MVPではこの機能なし）
- PVCによって心拍が一定以上延長する可能性のある場合，早期に心房ペーシングを送出することでV-Vインターバルの延長を抑制します（MVPではこの機能なし）

図1　MVPとMVP2.0機能の比較（Medtronic社）

MVPとMVP2.0における長いPRインターバルへの対応の違いを示します．
上段の従来のMVPでは，PRインターバルが400msecに延長しても，そのままAAI＋モードでPR400msecのままで作動します．
下段のMVP2.0では，PRインターバルが400msecに延長し，それが継続すると，アルゴリズムに基づいた加重をかけて計算された直近16拍の平均AVインターバルが，設定されていたMaximum AV interval limitより延長した時点でDDDモードに切り替わり，設定AVディレイで心室ペーシングが入ります．この図ではPR400msecが2回続いた時点（※）で，算出された平均AVインターバルが設定されていたMaximum AV interval limit（300msec）以上となりDDDへ変換しています．

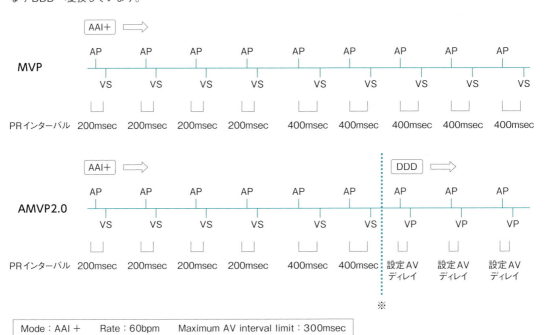

DDD作動中の房室伝導チェックに関しても従来までとは異なり，たとえ心房ペーシング後に心室センシングが出現したとしても設定されていたmaximum AV interval limitよりも遅ければDDDを継続し，maximum AV interval limit以内であればAAI＋に設定が戻ります（図3）。DDD作動中の房室伝導チェックのタイミングは従来と同じで，DDDモードに切り替わったのちは1分後に房室伝導チェックを行い，DDD継続の場合は房室伝導チェックの間隔は倍になっていきます（2，4，8分・・・，最長16時間まで）。
　完全房室ブロックの患者には，当然MVP2.0の設定は無意味です。MVP2.0モードで設定中に，ペースメーカチェックで心室ペーシング率が増加した場合には完全房室ブロックが出現している可能性を考えます。

図2　房室ブロック出現時のバックアップペーシング

AAI＋で作動中に房室ブロック出現時の反応につき説明します。
AAI＋で作動中は心房ペーシングまたは心房センシングイベントを起点として房室ブロック確認ウインドウが設定されます。房室ブロック確認ウインドウは420msecまたは平均AVインターバル＋100msecのどちらか長いほうに設定され，この図では420msecとなっています。
3拍目の心房ペーシング後，設定された期間中に自己伝導が確認されないため房室ブロックが発生していると判断し，420msec（①）後に心房ペーシングを送出し，さらに80msec（②）後に心室バックアップペーシングを送出しV-Vインターバルの延長を抑制しています（V-Vインターバルは1,000msecから1,300msecの延長にとどまっています）。
心室バックアップペーシング後も，平均AVインターバルから算出された通常より早いタイミング［この図では800msec（③）］で心房ペーシングを送出しV-Vインターバルの延長を抑制します。

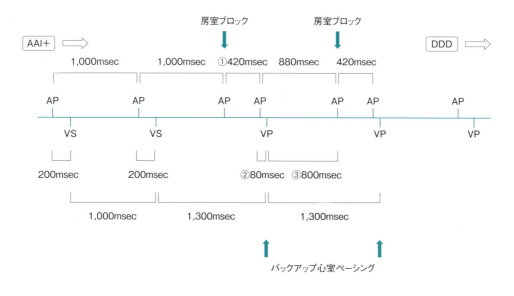

図3 Maximum AV interval limit 設定時の房室伝導チェック

Maximum AV interval limit を300msec に設定時の房室伝導チェックの反応につき説明します。
上段ではDDDで作動中の房室伝導チェック時にPRインターバルが400msec とMaximum AV interval limit より長いためDDD作動が継続されています。
一方下段で，房室伝導チェック時にPRインターバルが200msec とMaximum AV interval limit より短いため直ちにAAI＋作動に切り替わっています。

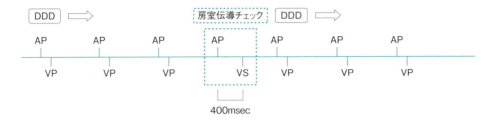

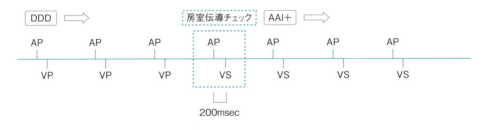

Mode：AAI＋　　Rate：60bpm　　Maximum AV interval limit：300msec

● RYTHMIQ（Boston Scientific 社）

　Boston Scientific 社製ペースメーカに内蔵されている機能です。房室伝導が正常なときにはVVIバックアップ機能を備えたAAIペーシングモードで作動します。房室伝導の消失が検出されるとモードは自動的にDDDに切り替わり，正常な房室伝導が戻るとモードは自動的にAAI with VVI backupに戻ります。
　具体的には，AAI作動中に房室伝導を監視しており11拍の検出ウインドウで遅い心室心拍（心房ペーシング後150msec 以上遅れた心室センシングイベントまたは心室バックアップペーシング）が3拍検出された場合には，自動的にDDDモードに切り替わります。VVIバックアップペーシングは基本設定レートより15/分遅いレートで行われます。ただしVVIバックアップペーシングレートは30〜60/分内になるように制限されています。
　DDDに切り替わったあとは，AV Search＋（p.33「AVディレイ」参照）を利用して自己房室伝導に戻っているか否かを定期的にチェックします。最新10サイクルのうち2サイクル未満が心室ペーシングの場合，ペーシングモー

ドは自動的に AAI with VVI backup に戻ります．AAI with VVI backup から DDD への切り替えが一度だけ行われるようにしたい場合には，AV Search ＋ を OFF にします．この場合，再プログラムされるまでモードは DDD のままになります．

● Vp サプレッション (BIOTRONIK 社)

　BIOTRONIK 社製ペースメーカに内蔵されている機能です．房室伝導が正常なときには ADI モードで作動します．房室伝導の消失が検出されるとモードは自動的に DDD に切り替わり，正常な房室伝導が戻るとモードは自動的に ADI に戻ります．

　ADI モードで作動中にはペーシングは心房においてのみ実施されます．センシングは心房・心室で行われますが，自己調律が設定レートより高い場合には心房ペーシングは抑制されます．機能の詳細を図 4 に示します．

図4　Vp サプレッション機能 (BIOTRONIK 社)
① 8 サイクル以内に設定された回数（1～8 で設定可）以上心室センシングを認めると自己伝導ありと判断し ADI モードになります．
② ADI モードで作動中に，8 サイクル内に設定回数以上心室センシングがない場合や，2 サイクル以内または 2 秒以内に心室センシングが発生しない場合には DDD モードに切り替わります．
③ DDD モードに切り替わった後，設定 AV ディレイ内に心室センシングを認めた場合や，インテリジェントサーチ間隔で Vs 連続性サーチが開始されます．インテリジェントサーチとは自己伝導が存在しない患者に対し，スキャンが頻回に行われるのを防ぐ機能です．Vs 連続性サーチが成功しなかった場合，そのたびにサーチを開始するタイミングインターバルは 2 倍になり，128 分の限界に達するまで行われます．それ以降，Vs 連続性サーチが作動するのは 20 時間ごとになります．
④ Vs 連続性サーチ中は 8 心拍にわたり AV ディレイ 450msec で自己伝導の有無をチェックし，自己伝導がありと判断されると ADI モードに切り替わります．

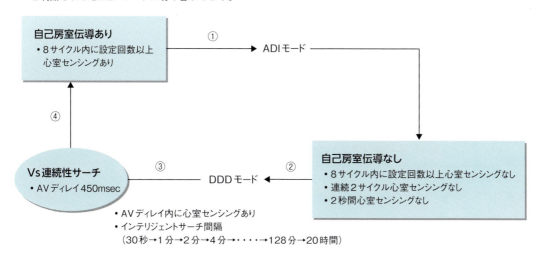

● SafeR (SORIN 社)

　SORIN 社製ペースメーカに内蔵されている機能です。通常は AAI モードで作動し，I～III 度の房室ブロックが発生すると DDD モードへ変換されます。自己房室伝導が確認されると AAI モードへスイッチバックします。機能の詳細を図 5 に示します。

図5　SafeR 機能（SORIN 社）

①設定 AV ディレイ内で，もしくは 100 サイクルごとの AAI スイッチバック時に設定した許容上限値より短い PR インターバル内で，12 サイクル連続して心室波をセンシングすると自己伝導ありと判断し AAI モードになります。
② AAI モードで作動中に，連続する最新の 12 サイクル中，3 サイクルにおいて心室センシングがない場合，2 サイクル連続して心室センシングがない場合，設定したポーズ（2 秒，3 秒，4 秒）心室センシングが発生しない場合，設定した許容上限 PR 時間（200～450msec の範囲で設定可）を超える長い房室伝導が 6 サイクル連続した場合には DDD モードに切り替わります。
③ DDD モードに切り替わった後，DDD で 100 サイクル作動するごとに AAI へスイッチバックします。その際房室伝導が回復していれば AAI へ切り替わります。1 時間ごとに最後の 100 サイクルの作動率を解析し，一定の基準以上 DDD での作動率が高いと DDD へ固定されます。DDD モードに固定された場合，毎朝 8 時（自律神経が活発になる時間として）に，房室伝導が回復し AAI 作動が可能かテストします。

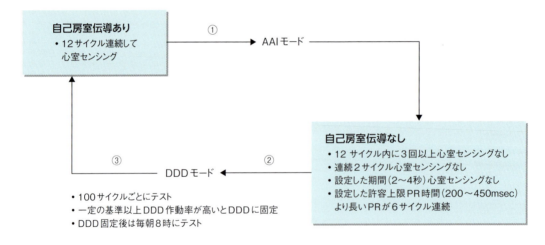

AV ディレイ自動延長方式

● VIP (Ventricular Intrinsic Preference，Abbott 社)

　Abbott 社製ペースメーカに内蔵されている機能です。DDD モードで作動中に房室伝導の有無をサーチするため AV ディレイを設定デルタ値分（50～200msec の間で設定可）延長し，自己伝導がセンシングされると，自己伝導が優先されるように，センシング後 AV ディレイとペーシング後 AV ディレイが設定デルタ値分延長されたままになります。心室ペーシングが行われると，適切な間隔の設定 AV ディレイに戻ります（図 6）。再び房室伝導の有無をサー

チするタイミングは30秒, 1分, 3分, 5分, 10分, 30分から設定可能です。
　特長としては, 心室収縮が脱落することがないことです。また安全対策として, Pレートが≧110bpmでは, AAIR症候群（長すぎるPQインターバルにより血行動態が悪化すること）を防ぐために, VIP機能をOFFにし適切なAVディレイに戻ります。

図6　VIP機能（Abbott社）

DDDモードで作動中に房室伝導の有無をサーチするためAVディレイを設定デルタ値分延長し, 設定されたサイクルの間自己伝導の有無をサーチします。設定サーチサイクル3の場合を示します。
a：3拍目からサーチが開始されています。3サイクル内に自己房室伝導があり心室センシングされると, 自己伝導が優先されるように, センシング後AVディレイとペーシング後AVディレイが設定デルタ値分延長されたままになります。
b：自己房室伝導がなく心室ペーシングのみが行われると, サーチ終了後は適切な間隔の設定AVディレイに戻ります。

　自己房室伝導あり

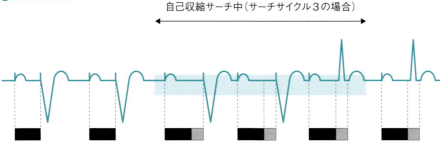

サーチ3拍中に1拍自己収縮を確認できた→AVディレイ延長継続

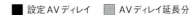

　自己房室伝導なし

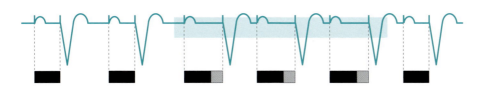

サーチ3拍中に1拍自己収縮を確認できない→AVディレイ延長中止

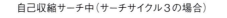

こんなときどうする再プログラミング－覚えよう！ 取説には書いていないマル秘情報！

● IRS (Intrinsic Rhythm Support) plus (BIOTRONIK 社)

BIOTRONIK 社製ペースメーカに内蔵されている機能です。IRS plus を有効にすると，直後に一定の回数だけ，心房イベント後の AV ディレイは 400msec まで延長されます。その間に自己伝導による心室センシングが得られれば，そのまま 400 msec の AV ディレイをキープし自己心拍を優先します。仮に一過性の房室ブロックが発生した際，400 msec で心室ペーシングが出力されると AV リペティティブヒステリシスという機能が働き，AV ディレイ内での自己心室波のセンシングがなかった場合でもすぐには元の AV ディレイに戻さずに 5 拍だけ延長した AV ディレイでペーシングを続け，自己伝導の回復を期待します。

また，仮に自己房室伝導がなく心室ペーシングイベントが発生するサイクルが連続で 180 拍生じると，AV スキャンヒステリシスという機能が働き，5 拍だけ AV ディレイが AV ヒステリシスの分（400 msec）だけ延長されたインターバルに切り替わり，自己伝導の有無を確認します。

● Dplus (SORIN 社)

SORIN 社製ペースメーカに内蔵されている機能です。自己房室伝導の有無により，DDD 動作と Pseudo AAI 動作（偽 AAI 動作）とを自動的にスイッチして自己房室伝導で作動する割合を高める機能です（図 7）。特徴は，自己伝導時の PQ 時間を記録しており，AV ディレイを自動的に決定するので AV ディレイの設定は不要です。AV ディレイを極端に長くすることなく無理のない範囲で心室ペーシング率を低下させることができます。高度な房室伝導障害例には使用できませんが，房室伝導に大きな問題のない症例では自己伝導を可能な限り利用できます。

SafeR モードの設定では，房室ブロック基準による心拍の欠如に不快感を覚える患者や心室ポーズにより心室頻拍などの重症不整脈が誘発される可能性がある場合に選択・設定すると有用です。

2 つのアプローチ方法の大きな違いは，房室ブロックが出現した際に，AAI ⇔ DDD 自動変更方式では 1 拍心室ペーシングが抜ける場合がありますが，AV ディレイ自動延長方式では back up の心室ペーシングが入り心室ペーシングの抜けが生じない設定になっている点です。逆に，モード変更せずブロックの出現（1 拍心室ペーシングが抜けること）を許さないアルゴリズムはブロックに対する安全性は高いですが，心室ペーシングの減少率はやや低くなる可能性があります。

◇ 文献

1) Lamas GA, Lee KL, Sweeey MO, et al: Mode Selection Trial in Sinus-Node Dysfunction : Ventrcular pacing or dual-chamber pacing for sinus-node dysfunction. N Engl J Med 2002; 346 : 1854-62.

2) Chen S, Yin Y, Lan X, et al: Paced QRS duration as a predictor for clinical heart failure events during right ventricular apical pacing in patients with idiopathic complete atrioventricular block: results from an observational cohort study (PREDICT-HF). Eur J Heart Fail 2013; 15: 352-9.

図7 Dplus 機能（SORIN 社）

① Pseudo AAI の状態で AV ディレイ（自己心拍中の 8 拍の平均 PR 時間）＋50msec の間に自己 QRS 波がないと直ちにバックアップ心室ペーシングが入り，次の心周期より DDD へ変換される。
② DDD 中の AV ディレイは，Pseudo AAI 時に計測した自己 PQ 時間から算出される。AV ディレイ内での心室センシングが1拍あると次の AV ディレイを 50 msec 延長する（a）。また，AAI へのスイッチを促進するために，100 心拍心室ペーシング後（b）と，心房がペーシングからセンシングに変わったとき（c）にも 5 サイクル AV ディレイを 50msec 延長する。
③ そして，いずれの場合でも 8 拍連続した自己伝導が確認された場合，DDD から pseudo AAI に戻る。

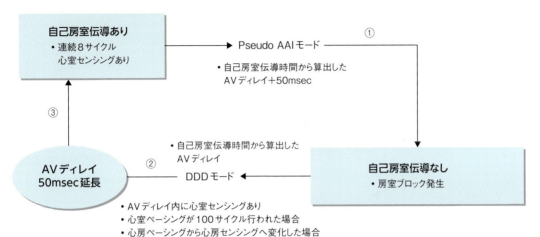

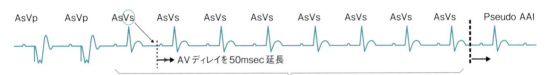

ⓐ 自己房室伝導回復時

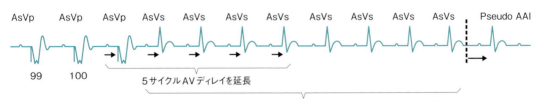

ⓑ 100 サイクルの心室ペーシング後

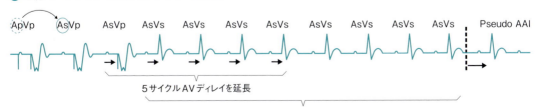

ⓒ 心房ペーシングから心房センシングへ変化後

105

III こんなときどうする再プログラミング－覚えよう！取説には書いていないマル秘情報！

緊急設定のキモ：その他
④労作時に息切れを自覚する場合

Point
- レートレスポンスを ON にするとともに，センサ閾値やアクティビティ閾値を設定することでより個別の活動度に見合った設定が可能です。
- レートレスポンスを ON にする場合には，Wenckebach レートを確認します。

レートレスポンス ON による効果

　労作に伴う自己心拍の反応が良好でペーシング率が低い患者ではレートレスポンス（p.16「レートの設定」参照）を ON にするメリットは低いと思われます。一方，労作時にも自己心拍数の増加がなくペーシング率が高い場合，特に労作時に息切れを自覚しているような場合には，レートレスポンスを ON にすることで息切れが消失する例をしばしば経験します。労作時に息切れを自覚する患者で，ペースメーカチェック時にペーシング率が高い場合や，ペーシング率が低くても心拍数のヒストグラムをみて心拍数の上昇に乏しい場合にはレートレスポンスを ON にすることを考慮すべきと思われます。
　レートレスポンスを ON にすると，ペーシングレートの上限，ペーシングレート上昇が開始される運動強度の程度（センサ閾値）（図 1），運動強度に対するペーシングレートの上昇および下降速度の程度（アクティビティ閾値）（図 2）が設定可能です。アクティビティ閾値を低くすると，わずかな運動でもペーシングレートに影響し，軽い動作で必要以上にレートが上昇してしまい動悸症状を呈します。アクティビティ閾値を高くすると強い身体運動のみがペーシングレートに影響するようになり，運動強度に見合うまで心拍数が上昇せず，息切れ，疲労，めまいなどを生じることがあります。
　設定した結果，ペーシングレートがどのように変化したかは次回ペースメーカチェック時の心拍数のヒストグラムに表示される（図 3）ので，ヒストグラムおよび自覚症状の推移を参考にアクティビティ閾値の調整をします。
　また，労作時息切れの原因として，心房ペーシングレート上昇に伴う房室ブロック出現の場合もあります。これを予防するには，レートレスポンスや心房細動抑制機能など心房レートを上昇させるプログラムを設定する際は，必ず Wenckebach レートを確認して AV 間隔の延長による Vp が入らない心拍周期に設定することが肝要です。特に洞不全症候群で AAIR モードを設定する際は，心房頻回刺激を行い Wenckebach ブロックや高度ブロックによる

心室レートの低下が起こらないかを確認します。

図1 センサ閾値

レート応答ペーシングが開始するために必要な体動の大きさをセンサ閾値といいます。センサ閾値を超えた時点（図ではレベル4）で，レートが上昇し始めます。黒矢印の方向にレベルを下げるほど，小さな体動でレート上昇が開始します（点線）。

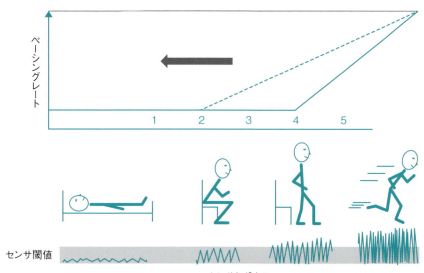

図2 アクティビティ閾値（スロープ）

ある一定の体動のレベルに対して，ペーシングレートを基本レートからどれだけ変化させるかを定めるものをアクティビティ閾値（スロープ）といいます。
設定を高くする（白抜き矢印方向）と，あるレベルの体動に対してより大きなペーシングングレートの上昇が起こります。設定を低くする（黒矢印方向）と，同じレベルの体動に対してより小さなペーシングレートの上昇しか起こりません。

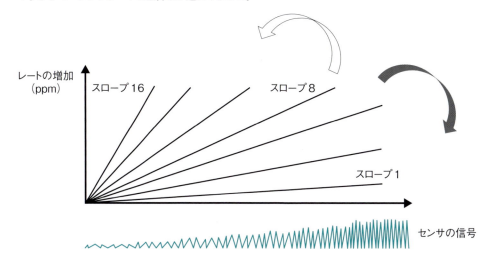

図3 レートレスポンス作動前後でのペーシングレートの変化

a：ほぼ100％基本レートの60/分の心房ペーシングで経過している。
b：レートレスポンスをONにした後，100％心房ペーシングは継続しているが，レート60/分以上でペーシングする場合が出現している。

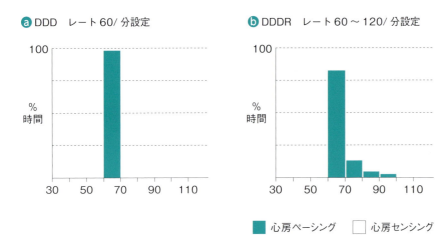

ⓐ DDD　レート60/分設定
ⓑ DDDR　レート60～120/分設定

■ 心房ペーシング　□ 心房センシング

レートレスポンスの自動調節機能

　各社独自のアルゴリズムにより，患者の体動の特徴に応じて自動的に最適なレートレスポンスの反応様式を設定する機能があります（**表1**）。

レートプロファイル最適化機能（Medtronic社）

　Medtronic社製ペースメーカではレートプロファイル最適化機能があります。レートレスポンスのパラメータがプログラミングされてから最初の10日間のレートレスポンスの作動状況に基づきレートの応答を自動調節します。

RightRate機能（Boston Scientific社）

　Boston Scientific社製ペースメーカには，RightRate機能があり，分時換気量（MV）センサ（p.16「レートの設定」参照）がONまたはPassiveになってい

MV：minute volume

表1 各社レートレスポンスの自動調節機能

ペースメーカ機種	名称
Azure XT（Medtronic社）	レートプロファイル最適化機能
ACCOLADE（Boston Scientific社）	RightRate機能
Assurity（Abbott社）	センサ閾値自動設定機能
Evity 8（BIOTRONIK社）	センサーオプティマイゼーション
KORA 250（SORIN社）	RRauto

ると，フイットネスレベル・患者年齢・患者性別にて適切なセンサレートの応答パターンを選択し，6時間ごとに校正も行われます。RightRate 機能を ON にすると，実際に選択されたパターンに基づき MV のレベルに応じたレートでペーシングを行います。

センサ閾値自動設定機能（Abbott 社）

Abbott 社製ペースメーカではセンサ閾値の自動設定機能があり，過去 18 時間のセンサ（患者の体動）のデータからセンサの平均値を計測し，設定された数式にあてはめて算出します。同様に，アクティビティ閾値の自動測定機能（センサーオートスロープ）もあり，過去 7 日間のセンサ（患者の体動）のデータに基づき設定されます。

センサーオプティマイゼーション（BIOTRONIK 社）

BIOTRONIK 社製ペースメーカにはセンサーオプティマイゼーションという機能があります。実際に 16 分間の運動をしていただいた後に，レートレスポンスに関連する各パラメータの値を変更するとどのようなレートの変化をさせることができるかシミュレーションを行うことが可能です。

RRauto（SORIN 社）

SORIN 社製ペースメーカーにはレートレスポンスの自動設定機能として RRauto があります。RRauto を設定した場合，オートキャリブレーションによるレート応答を行います。すなわち患者の活動度の変化に応じてレスティングポイント（ペーシングレートが上昇開始する運動量）とエクスサイズポイント（ペーシングレートが上限に達する運動量）を上下させレート応答を行います。

III 上室不整脈が多い場合

Point
- 心房細動の予防を目的としたアプローチとしては，上室期外収縮（PAC）後の心房興奮周期の安定化，オーバードライブによるPACの抑制，PAC後の競合心房ペーシングの防止があります。
- これらの機能は心房細動の根本的治療をするための機能ではなく，あくまで心房細動発生前や初期の段階で，心房細動の発生や慢性化の予防を目的としています。

心房ペーシングによる心房細動発生の予防機能

　高頻度の上室期外収縮（PAC）は心房細動（AF）を誘発します。すなわち，心房内伝導遅延，心房不応期の短縮および心房不応期の不均一性などの基盤があるところにPACが引き金となりAFや頻脈性心房不整脈が発生します。各社ペースメーカにはそれぞれ独自のペーシングアルゴリズムに基づいたAF予防機能があります。AF発生の予防を目的としたペーシングアルゴリズムには大きく分けると以下の3つのアプローチ法があります。

PAC：
premature atrial contraction

AF：
atrial fibrillation

● 上室期外収縮後の心房ペーシングインターバルの短縮

　心房でPACのイベントが検出されたときに，次のペーシングインターバルを短縮することで，期外収縮後における代償休止期を抑制し，心房の興奮周期を安定させ，脈の乱れ（PAC後のshort-longサイクル現象）を最小限に抑えAFの発生を予防します。

　各社のPAC後の心房ペーシングインターバル短縮機能（表1）の特徴は以下の通りです。

Medtronic社（心房レートスタビライゼーション）

　Medtronic社製ペースメーカには心房レートスタビライゼーション（ARS）という機能がついています。ARSがPACに対応する際には，心房ペーシングインターバルを直ちに短縮させ，その後，そのペーシングインターバルを自己心拍のインターバルまたはプログラムされたペーシングインターバルのうち短いほうのインターバルへと徐々に戻していきます（図1）。

ARS：
atrial rate stabilization

SORIN社（ポーズサプレッション）

　SORIN社製ペースメーカにはポーズサプレッションという機能があり，PAC発生時のshort-longサイクル現象を計算された中間的なインターバルで

ペーシングを行い防止する機能です。PAC を検知すると，その後に適用する心房インターバルを通常のインターバルより短くしロングサイクルの発生を回避します。P 波が洞調律か PAC かは WARAD 内にあるかどうかで判断します。WARAD は直前の心房インターバルに基づき 1 サイクルごとに計算され心房イベントから開始されます。WARAD 内でセンシングした P 波は早期性があり PAC，WARAD 外でセンシングした P 波は洞調律と判断されます。

WARAD：
window of atrial rate acceleration detection

● オーバードライブモード

　オーバードライブモードとは，頻脈性心房不整脈の発生回数を減少させるための予防手段として使用する機能です。通常の設定下限レートによる心房ペーシング中に頻回の PAC や AF が認められる場合，自己心拍よりもやや早いレートで連続ペーシングをすることによって，オーバードライブ効果により異所性の PAC を抑制し AF の発生を予防します。この機能を用いた試験では，25％の AF 抑制効果がみられたと報告されています[1]。また，AF 発生は自律神経の影響を強く受け，迷走神経亢進状態では，洞徐脈，洞不整脈，心

表1 各社心房期外収縮後のポーズ予防機能の名称

ペースメーカ機種	名称
Azure　XT（Medtronic 社）	心房レートスタビライゼーション
ACCOLADE（Boston Scientific 社）	なし
Assurity（Abbott 社）	なし
Evity 8（BIOTRONIK 社）	なし
KORA　250（SORIN 社）	ポーズサプレッション

図1 心房レートスタビライゼーション（ARS，Medtronic 社）

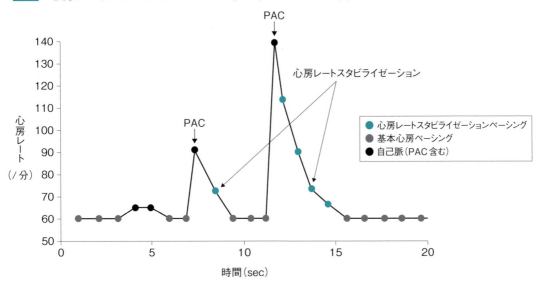

房不応期の短縮およびばらつきの拡大が起きており，速い心房ペーシングは
これを改善します。安静時に起こる迷走神経優位型の AF には，速い心房ペー
シングが特に有効であるとされています。

　各社アルゴリズムに多少の違いはありますが，PAC 後しばらくはペーシン
グレートが上がり，その後は自己心拍が感知されなければ徐々に心房ペーシン
グレートが下がる設定になっています。

　各社のオーバードライブモード（表2）の特徴は以下の通りです。

Medtronic 社（心房プリファレンスペーシング：APP）

　Medtronic 社には心房プリファレンスペーシング（APP）とよばれる機能が
存在します（図2）。APP を ON にすると不応期外心房センシングイベント後
に，プログラムされたインターバル減少分だけ心房ペーシングインターバル
を減少させます。この過程はペーシングレートが自己レートを上回るまで継
続され，自己脈よりもやや速い安定したペーシングリズムに達するまで，ペー
シングレートを上昇させます。プログラムされた拍数の間は上昇したレート
が継続され，その後，次の自己脈をサーチするためにペーシングインターバ
ルがわずかに（20msec）延長します。その結果，継続的にペーシングインター
バルを増減させることができ，自己脈よりもわずかに速いペーシングレート
が得られます。

APP：
atrial preference
pacing

Boston Scientific 社

　Boston Scientific 社製ペースメーカのオーバードライブ機能は少し複雑で，
PAC には ProACt が，非 PAC の心房センシングイベントには心房プリファ
レンスペーシング（APP）とよばれる機能がそれぞれ作動します。心房センシ
ングイベント直前の4つの A-A インターバルの平均を計算し，直前の A-A
インターバルが平均インターバルの75％より短く，かつ 600msec より短い
とき，PAC に分類します。

表2　各社オーバードライブモード

ペースメーカ機種	名称	開始基準	終了基準
Azure XT（Medtronic 社）	心房プリファレンスペーシング	不応期外心房センシング発生時	設定サイクル内で P 波がないとき
ACCOLADE（Boston Scientific 社）	ProACt	PAC 発生時	4 サイクル内で P 波がないとき
	心房プリファレンスペーシング	非 PAC の心房センシングイベント発生時	4 サイクル内で P 波がないとき
Assurity（Abbott 社）	AF サプレッション	2 回 /16 サイクルの P 波検出時	設定サイクル内で P 波がないとき
Evity 8（BIOTRONIK 社）	心房オーバードライブ	心房センシングイベント発生時	20 サイクル内で P 波がないとき
KORA 250（SORIN 社）	PAC アクセラレーション	PAC が 2 回 /15 サイクル発生時	24 サイクル PAC がないとき
	心房オーバードライブ	非 PAC の心房センシングイベント発生時	15 サイクル内で P 波がないとき

直前の心房イベントがPACであった場合，ProACtが作動しPACの前のV-Vインターバルの75%を計算し，その計算したV-Vインターバルを次のサイクルに適用して心房ペーシングを促進します。一方，非PACの心房センシングイベントが発生したときにはAPPが作動し，次のV-Aインターバルを10msec短縮します。心房オーバードライブの際の最大ペーシングレートは，ほかの最大ペーシングレートから独立して設定されます。心房ペーシングが連続4サイクル発生した場合は，ProACtであればV-Vインターバルを10msec延長し，APPであればV-Aインターバルを10msec延長して徐々に基本ペーシングレートに戻します（図3）。

APP：atrial preference pacing

図2　心房プリファレンスペーシング（APP，Medtronic 社）

① 最初の3拍は基本レート60/分で心房ペーシングがされています。
② 4拍目と5拍目に自己脈を不応期外心房センシングイベントとして検知したため，6拍目からプログラムされたインターバル短縮分だけ心房ペーシングインターバルを短縮してペーシングしています。
③ サーチビートとしてプログラムされた拍数（ここでは10拍）の間は上昇したレートが継続します。その後自己脈をサーチするためペーシングインターバルがわずかに（20msec）延長します。
④ 自己脈を検知すると再びペーシングインターバルが短縮します。

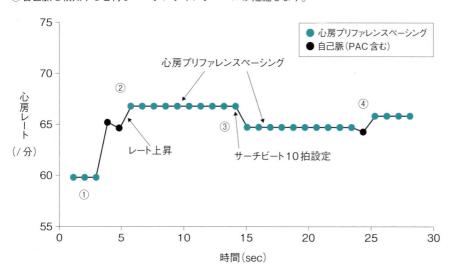

図3　心房プリファレンスペーシング（APP，Boston Scientific 社）

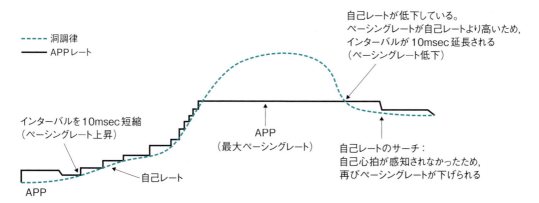

Abbott 社（AF サプレッション）

　Abbott 社には AF サプレッションというオーバードライブ機能があります。16 サイクル中に 2 つの P 波を検出すると心房ペーシングレートを上昇させます。心房レートをどのくらい上げるか（オーバードライブレート）は，直前の心房ペーシングレートに基づいて決定されます。すなわち，60ppm 未満だと 10ppm，60 ～ 150ppm だと 5 ～ 10ppm の間で自動計測された値，150ppm より速いと 5ppm それぞれ上昇します。心房オーバードライブレートが決定されると，ペースメーカはこのレートで一定のサイクル数（15 ～ 40 サイクルの間で 5 サイクルずつプログラム可能）だけペーシングを行います。オーバードライブサイクルが終了すると，ペースメーカは rate recovery 期に入り直前の心房ペーシングレートに基づいてペーシングレートを遅くします。すなわち，オーバードライブレートが 100 ppm 以下のときは 1 サイクルで 12 msec インターバルを延長し，100 ppm より速いときは 1 サイクルで 8 msec インターバルを延長し遅いレートにします。

BIOTRONIK 社

　BIOTRONIK 社のオーバードライブアルゴリズムでは，心房イベントがセンシングされるごとにペーシングレートが 8ppm だけ増加しますが，設定された最高レート（初期設定 120ppm）を超えてペーシングすることはありません。20 拍心房センシングがないと，1 ppm/20 拍ずつ基本レートまで減少していきます。

SORIN 社

　SORIN 社の心房オーバードライブ機能では，P 波が生じると直前のカップリングインターバルから 50 msec 短縮して次のサイクルに適用します。オーバードライブ中に心房センシングが起こらなければ 15 サイクルにわたって短縮したインターバルを維持します。その後レートスムージングでペーシングレートを緩やかに下降します。オーバードライブは心房センシングが生じるごとにこの動作を繰り返します。ただし，急激な心房レートの上昇を避けるため WARAD（p.110「上室期外収縮後の心房ペーシングインターバルの短縮」参照）内で検出された PAC に対してはオーバードライブを行いません（**図 4**）。また，特に頻回に PAC が生じたと判断（連続した 15 サイクル中 2 回の PAC の発生）した場合には，PAC アクセラレーションという機能が作動し心房ペーシングレートを 5/ 分上昇させます。心房レート上昇後，PAC が発生しなくなると 24 サイクルそのレートを維持し，その後レートスムージングによって 8 サイクルごとに心房ペーシングレートを下降させます。

WARAD：
window of atrial rate acceleration detection

　これらのオーバードライブモードを ON にプログラムすると，センシングイベントに対するペーシングイベントの比率が高くなる傾向があるため，電池寿命が短くなる可能性があります。また，あまり高いペーシングレートは，動悸を自覚するなど忍容性に問題が生じるので注意を要します。

| 図4 | 心房オーバードライブペーシング（SORIN社） |

a：4拍目に自己のP波が生じたため心房オーバードライブが作動し直前のカップリングインターバルから50msec短縮した新たなペーシングサイクルが開始されています。オーバードライブ中に心房センシングが起こらなければ15サイクルにわたって短縮したインターバルを維持します。
b：急激な心房レートの上昇を避けるためWARAD内で検出されたPACに対してはオーバードライブを行いません。3拍目のT波内にPACのP波がありますが，WARAD内のため心房オーバードライブは作動しません。

ⓐ 心房オーバードライブ作動時

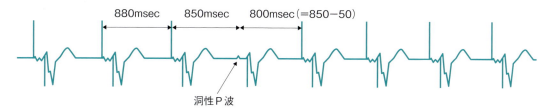

ⓑ 心房オーバードライブ抑制時

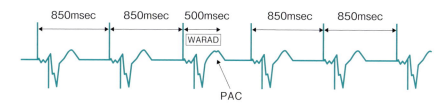

● 競合心房ペーシングの防止

　心室イベント後心房不応期（PVARP）に入ったPACは心房の脱分極を引き起こしますが心房ペーシングインターバルには影響しません。PAC後心房組織は一定の期間（150～220msec）は不応期となっていますが，この不応期の終末期の心房受攻期内で心房ペーシングイベントが発生した場合には，頻脈性心房不整脈が発生する可能性があります。例えば，高レートで心房ペーシングを行っているときに，PVARPにPACが発生し，その直後に心房ペーシングが実施される場合です。

　このようなPACと心房ペーシングによる競合ペーシングを防ぐためにMedtronic社製ペースメーカには非競合心房ペーシング（NCAP）という機能がついています。NCAP機能では，スケジュールされている心房ペーシングを遅らせることで，PVARP内心房イベント直後の心房ペーシングを防止します。心房ペーシング実施がNCAPインターバル内にスケジュールされている場合，心房ペーシングはNCAPインターバルが終了するまで延期されます。NCAP機能によって心房ペーシングが延期された場合，V-Vインターバルの延長を防ぐためPAC後の心房ペーシング-心室ペーシング（Ap-Vp）インターバルは短縮します。

　同様の機能はBoston Scientific社ではatrial flutter response（AFR），

PVARP：
post ventricular atrial refractory period

NCAP：
non-competitive atrial pacing

BIOTRONIK 社では upper rate atrium とよばれ，PVARP 内心房イベントを感知すると，次の心房ペーシングは設定された値（Boston Scientific 社では AFR ウインドウ，BIOTRONIK 社では 250msec）だけ延期後に入ります（**表3**）。

PVARP：
post ventricular atrial refractory period

表3 各社競合心房ペーシング防止機能

ペースメーカ機種	名称	PVARP 内心房センシング後の心房ペーシング出現時期
Azure XT（Medtronic 社）	NCAP (non-competitive atrial pacing)	NCAP インターバル終了時
ACCOLADE（Boston Scientific社）	AFR (atrial flutter response)	AFR ウインドウ終了時
Assurity（Abbott 社））	なし	
Evity 8（BIOTRONIK 社）	upper rate atrium	240bpm（250msec，ノミナル），200bpm，175bpm，OFF
KORA 250（SORIN 社）	なし	

心房不整脈中の心室高頻度ペーシングの防止（モードスイッチ）

ペースメーカが DDD（R）モードまたは VDD（R）モードで作動しているとき頻脈性心房不整脈（発作性 AF など）が発生すると，高頻度に心房電位をトラッキングして高いレートで心室をペーシングする可能性があります。これを防ぐために，持続性の頻脈性心房不整脈が発生するとペーシングのモードを房室非同期モードに自動的に変更することで（例 DDD から DDIR へ，VDD から VDIR へ），不整脈中の高レート心室ペーシングの持続を防止するモードスイッチという機能を各社ペースメーカは備えています。頻脈性心房不整脈が消失したとペースメーカが判断すると，自動的にペーシングモードが変更され元のモードである DDD（R）や VDD（R）の心房トラッキングモードに戻ります。

各社のモードスイッチの概要（**表4**）を以下に述べます。

Medtronic 社

Medtronic 社製ペースメーカでは頻脈性心房不整脈のオンセットが検出されると，モードスイッチによりペーシングモードが変更され，プログラムされたモード（DDD（R））から非トラッキングモード（DDIR）に切り替わります。心室ペーシングレートはトラッキングレートからセンシングレートへと徐々に変更されます。この変更により，心室レートの急激な低下を防ぐことができます。頻脈性心房不整脈が終了し，プログラムされた上限トラッキングレー

表4 各社モードスイッチ機能

ペースメーカ機種	名称	心房性頻拍検出基準	終了基準
Azure XT (Medtronic 社)	モードスイッチ	心室イベント間に，心房イベントが2個以上の状態が3回確認される 12個の心房インターバルの中央値が設定基準より短い	AT/AF 検出インターバルの中央値が MTR のインターバルより長い場合
ACCOLADE (Boston Scientific社)	ATR モードスイッチ	心房センシングイベントが設定されたサイクル(1〜8サイクル)で設定された心房頻拍検出レート(100〜300ppm)を超える	心房センシングイベントのレートが MTR または MSR 以下
Assurity (Abbott 社))	オートモードスイッチ	フィルタ後心房レートインターバルが設定された検出心房レートのインターバルより短い場合	フィルタ後心房レートインターバルが設定 MTR または MSR のインターバルより長い場合
Evity 8 (BIOTRONIK 社)	モードスイッチング	設定された心房レート以上の心房頻拍を5/8拍以上満たした場合	設定された心房レート未満のレートを5/8拍以上満たした場合
KORA 250 (SORIN 社)	フォールバックモードスイッチ(FMS)	28/32 拍 WARAD 内で心房センシング	最新12サイクル中の最速心房レートと最新8サイクルの平均心室レートがいずれも107bpm または設定 MSR の低いほう以下

ATR：atrial tachy response，FMS：fallback mode switch，MSR：max sensor rate，MTR：max tracking rate，
WARAD：window of atrial rate acceleration detection

ト未満まで心房レートが減少した場合，モードスイッチによりペーシングモードが変更され，プログラムされたトラッキングモードに戻ります。心室ペーシングレートはセンサレートからトラッキングレートへと徐々に変更されます（図5）。

頻脈性心房不整脈が開始されたと判断する基準は，
①3個以上の心室インターバルにおいて，1個の心室インターバルに2つ以上の心房センシングイベントが発生している場合。かつ，
②直近12個の心房インターバルの中央値が，プログラムされた AT/AF 検出インターバルよりも短い場合
です。一方，心房インターバルの中央値が最大トラッキングレートのインターバルよりも長い場合には頻脈性心房不整脈エピソードが停止したと判断します。Medtronic 社ではペーシングモードが MVP モード（p.96「心機能が低下してきた場合」参照）に設定されている場合，モードスイッチは自動的に ON に設定されます。

MVP：
managed ventricular pacing

Boston Scientific 社

Boston Scientific 社製ペースメーカには ATR とよばれるモードスイッチ機能があります。心房センシングイベントが設定されたサイクル（1〜8サイク）で設定された心房頻拍検出レート（100〜300ppm）を超えると初期検出が終了し，評価継続期間である ATR Duration となり，この間に心房頻拍と評価が確定するとモードスイッチが生じ，フォールバック（徐々に設定されたレート

ATR：
atrial tachy response

図5 モードスイッチ（Medtronic 社）

Medtronic 社製ペースメーカに備わっているモードスイッチ機能につき説明します。
a：モードスイッチが OFF の場合は DDD モードで頻脈性心房不整脈が出現すると，心房に同期して心室ペーシングが行われ，心室レートが上昇します。
b：モードスイッチが ON の場合は，モードスイッチオンセット基準を満たすと DDD（R）から DDIR へモードが移行し，房室同期が消失し心室レートの上昇を防ぎます。
c：モードスイッチが ON の場合は，モードスイッチ終了基準を満たすと DDIR から DDD（R）へモードが戻り，房室同期が再開します。

ⓐ：モードスイッチ OFF の場合

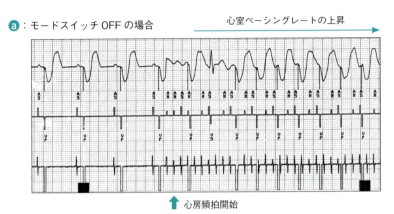

↑ 心房頻拍開始

ⓑ：モードスイッチ ON の場合［DDD（R）から DDIR への移行］

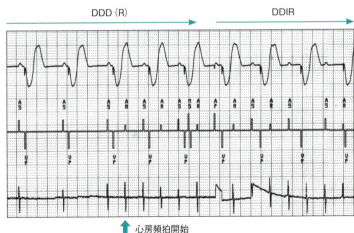

↑ 心房頻拍開始

ⓒ：モードスイッチ ON の場合［DDIR から DDD（R）への移行］

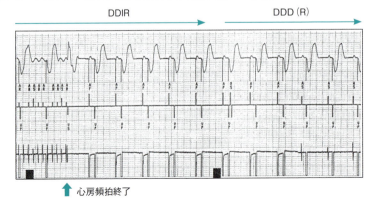

↑ 心房頻拍終了

まで漸減する機能）が開始されます。心房センシングイベントが最大トラッキングレートまたはセンサ指示レート以下になると房室同期レートに戻ります。

Abbott 社

Abbott 社製ペースメーカにはオートモードスイッチとよばれる機能があります。フィルタ後心房レートインターバル（FARI）とよばれる beat by beat で更新される平均心房レートが，設定された心房頻拍検出レート（ATDR，初期設定170ppm）を超えるとモードスイッチが生じます。フィルタ後心房レートインターバルが最大トラッキングレートまたはセンシングレートの設定値以下になると房室同期レートに戻ります。

また，基本レートとは別に AMS 中の基本レートを設定できます。これは，心房細動時の1回拍出量における心房寄与分（約20%）の損失を補填するためには，心室レートは洞調律時よりも 30 〜 40ppm 高くすることが必要であるとの理由によります[2]。

BIOTRONIK 社

BIOTRONIK 社製ペースメーカではモードスイッチングという機能があります。設定された心房レート（100 〜 250ppm で 10ppm ごとに設定可能）以上が8拍中5拍で検知されると房室非同期モードへ移行します。一方8拍中5拍で設定された心房レート以下になると房室同期モードに戻ります。

SORIN 社

SORIN 社製ペースメーカにはフォールバックモードスイッチ（FMS）という機能があり，洞調律時には房室同期を保ち，連続する 32 心拍中 28 心拍以上の WARAD（p.110「上室期外収縮後の心房ペーシングインターバルの短縮」参照）内での心房不整脈をセンシングすると房室非同期モードへ移行します。一方，最新の12サイクルにおいて最も速かった心房レートおよび最新の8サイクルの平均の心室レートが107bpm または設定最大レートの低いほうを下回った場合，心房不整脈が停止したと判断し房室同期モードに戻ります。心房レートは AF 中の心房波のアンダーセンシングにより心房レートが低下したようにみえることがありますが，心室レートの低下も確認することで不適切なモードスイッチ解除を防いでいます。

FARI：
filtered atrial rate interval

ATDR：
atrial tachycardia detection rate

AMS：
automatic mode switching

FMS：
fallback mode switch

WARAD：
window of atrial rate acceleration detection

> **機能解説！**

ポストモードスイッチオーバードライブペーシング（PMOP）（Medtronic 社）

- モードスイッチ機能と同時に作動し，AT/AF（atrial flutter）エピソード停止直後に，心房不整脈の再発を予防することを目的に，心房でのオーバードライブペーシングを実施します。具体的には，モードスイッチ終了後に，ペーシングインターバルをパルスあたり 70msec ずつ減少させ，プログラムされたオーバードライブレートに達するまで継続されます。プログラムされたオーバードライブ時間の間は，オーバードライブレートでの DDIR ペーシングが継続されます。次に，プログラムされたペーシングレートに達するまでペーシングインターバルをパルスあたり 70msec ずつ増加させて，プログラムされた心房トラッキングモードまで徐々に戻ります。

- PMOP を ON にプログラムした場合，PMOP 動作中に DDIR モードが継続されるため，発作性心房頻拍または AF エピソードが頻繁にみられる患者では，右室ペーシングが増加する可能性があり注意が必要です。

PMOP：
post-mode switch
overdrive pacing

心房不整脈時の心室ペーシングの変動を是正

　房室伝導障害のない患者に AT/AF が発生した場合，速い心房リズムが不規則に心室に伝導することで症状が発現することが多くあります。これを防ぐために，伝導 AT/AF エピソード中に規則的な心室レートを促す機能を，各社ペースメーカは備えています（**表5**）。

Medtronic 社（伝導 AF レスポンス）

　Medtronic 社のペースメーカには伝導 AF レスポンスという機能があります。AT/AF エピソード中に規則的な心室レートを促すため，心室センシングイベントの発生時にはペーシングレートを速い値に調整し，心室ペーシングパルスの発生時にはペーシングレートを遅い値に調整します。すなわち，プログラムされたレスポンスレベル値に応じて，センシングイベントに対しては最大で 3bpm を加え，ペーシングパルスに対しては 1bpm を引きます。その結果，AT/AF エピソードに対する患者の自己心室レスポンスとよく一致する平均レートでの心室ペーシングが行われます。伝導 AF レスポンスは，非房室同期モード（DDIR および VVIR）でのみ作動します。これは通常，頻脈性心房不整脈のオンセットにより発生するモードスイッチの最中に適用されます。

Boston Scientific 社（心室レート制御：VRR）

　Boston Scientific 社製ペースメーカに備わっている心室レート制御（VRR）という機能は断続的に伝導する心房不整脈の発生時に心室ペーシングレートをやや上昇させることにより V-V 周期長の変動を少なくする機能です。

VRR：
ventricular rate
regulation

表5 各社心房不整脈時の心室ペーシング変動是正機能

ペースメーカ機種	名称	特徴
Azure XT （Medtronic 社）	伝導 AF レスポンス	センシングイベントに対しては最大で 3bpm を加え，ペーシングパルスに対しては 1bpm を引いて心室ペーシングする
ACCOLADE （Boston Scientific 社）	心室レート制御	心房不整脈の発生時に心室ペーシングレートをやや上昇させる
Assurity （Abbott 社）)	なし	
Evity 8 （BIOTRONIK 社）	Rate stabilization during mode switching	モードスイッチ作動中に（最新 4 拍の心室レートの平均 − 10ppm）でバックアップレートが入る
KORA 250 （SORIN 社）	なし	

BIOTRONIK 社 (rate stabilization during mode switching)

BIOTRONIK 社製ペースメーカには rate stabilization during mode switching という機能があります。これを ON にするとモードスイッチ作動中に心室レートを安定化させるために，（最新 4 拍の心室レートの平均 − 10ppm）でバックアップレートが入るようになります。

心房細動治療機能 (Reactive ATP)

Medtrinic 社製ペースメーカには心房不整脈治療として Reactive ATP とよばれる機能がついています。これまで，心房粗動，心房頻拍に対する抗頻拍ペーシング（ATP）の有効性は認められていましたが，AF に対する ATP の有効性は示されていませんでした．MINERVA study では，頻拍周期や規則性が変化するたびに ATP を繰り返す Reactive ATP の有効性が示されました[3]。比較的周期長が長く，規則性のあるときに ATP は有効と考えられますが，周期長が短かったり，不規則と判定されたりしたときでも有効な場合があることも報告されています。この機能を用いても完全に AF を抑制できるわけではありませんが，AF の持続時間を短くして慢性化を予防できる症例もあり，有害事象は報告されておらず電池消耗もわずかであり，試みる価値はあると思われます。

Reactive ATP を ON にすると，AT/AF エピソードが検出され，治療基準が満たされた場合に，ATP 治療の最初のシーケンスが実施されます。心房 ATP 治療のオプションには Burst+（一定のインターバルで頻回ペーシング後に短いインターバルでのペーシングを追加する方法）および Ramp（頻回ペーシング中に徐々にペーシングインターバルを漸減していく方法）があり，それぞれシーケンス回数が設定可能です。

最初の ATP シーケンスが実施された後に，心房頻拍エピソードの有無についてモニタリングが継続されます。心房頻拍エピソードが再検出された場合は次の ATP シーケンスを実施し，エピソードが停止するかその治療のシーケンスがすべて実施されるまで，このサイクルを繰り返します。ある ATP 治療のシーケンスがすべて不成功となった場合，スケジュールされている次の ATP 治療を開始します。最大 3 種類の ATP 治療を実施することができます（図6）。ATP 治療はいずれも AOO モードで実施されます。

ATP：
anti-tachycardia
pacing

MINERVA：
The MINimizE
Right Ventricular
pacing to prevent
Atrial fibrillation
and heart failure

図6 Reactive ATP の概要（Medtronic 社）

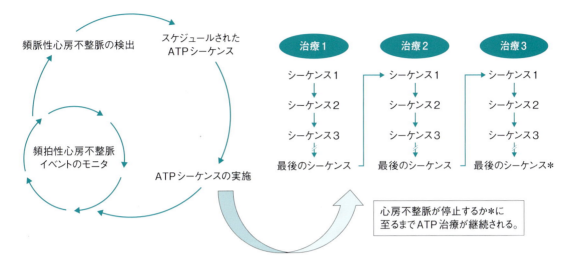

文献

1) Carlson MD, Ip J, Messenger J, et al: A new pacemaker algorithm for the treatment of atrial fibrillation: results of the Atrial Dynamic Overdrive Pacing Trial (ADOPT). J Am Coll Cardiol, 2003; 42: 627-33.
2) Brunnel-Larocca HP, Rickli H, Weilenmann D, et al : Importance of ventricular rate after mode switching during low intensity exercise as assessed by clinical symptoms and ventilatory gas exchange. PACE 2000; 23: 32-9.
3) Boriani G, Tukkie R, Manolis AS, et al: Atrial antitachycardia pacing and managed ventricular pacing in bradycardia patients with paroxysmal or persistent atrial tachyarrhythmias : the MINERVA randomized multicenter international trial. Eur Heart J 2014; 35: 2352-62.

心室不整脈が多い場合

Point
- 心室期外収縮（PVC）に伴う動悸・めまいなどの自覚症状が強い場合には，心室レートスタビライゼーション（VRS）は試みてもよい機能と思われます。

　DDDまたはVDDモードで，心室期外収縮（PVC）に伴い逆行性P波が生じるとペースメーカ起因性頻拍（PMT）が生じることがあります。このような場合にはPVCレスポンスをONにするか検討します（p.74「ペースメーカ起因性頻拍（PMT）を認めた場合：PVCレスポンス」参照）。

　また，PVC後の心周期にはしばしば長い心停止が認められ，心室頻拍や心室細動の一因になったり，動悸やめまいといった自覚症状を伴うことがあります。このため，PVC後の長い心停止を防ぐ機能を備えたペースメーカもあります。

　Medtronic社のペースメーカには心室レートスタビライゼーション（VRS）という機能があります。VRSは，PVC後にみられる長い心停止の発生を防止するためのものです。VRSがPVCに対応する際には，最初にPVCのインターバルを元にペーシングインターバルを計算して次のペーシングインターバルを短縮させ，その後そのペーシングインターバルをプログラムされたペーシングレートまたは自己レートのインターバルへと徐々に戻していきます。VRSはPVCへの対応を目的とするものであり，持続的に早い心拍数には対応しません。また，デュアルチャンバーペーシングモードでは房室同期性を維持するため，VRSにより心房ペーシングインターバルが早くスケジュールされます（図1）。

PVC：
premature ventricular contraction

PMT：
pacemaker mediated tachycardia

VRS：
ventricular rate stabilization

図1 心室レートスタビライゼーション (VRS)

「最大レート」では，最小ペーシングインターバルに関する制限値を定めます。
「インターバル増加分」では，連続する心室センシングまたは心室ペーシングごとに，増加させるペーシングインターバルの長さを定めます。

a：シングルチャンバー（VVIモード）の場合を示します。PVC出現時に，PVCのインターバルに設定されたインターバル増加分を加えたインターバルで心室ペーシングが入ります。プログラムされたインターバル増加分を前回のペーシングインターバルに加算することで次のペーシングインターバルが算出され，これが繰り返されます。
　算出されたインターバルは，自己レートかプログラムされたペーシングレートのインターバルのうち先に発生したインターバルに戻るまで，拍動ごとに延長されます。ただし，VRSが定めるペーシングインターバルの短縮が，この機能でプログラムされた最大レートのインターバルより短縮されることはありません。

b：デュアルチャンバー（DDDモード）の場合は，房室同期性を維持するため，VRSにより心房ペーシングインターバルが同様にスケジュールされます。

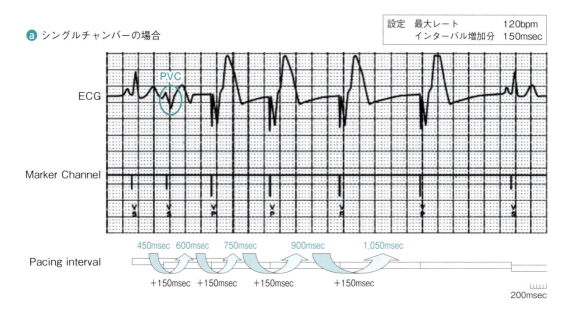

ⓐ シングルチャンバーの場合

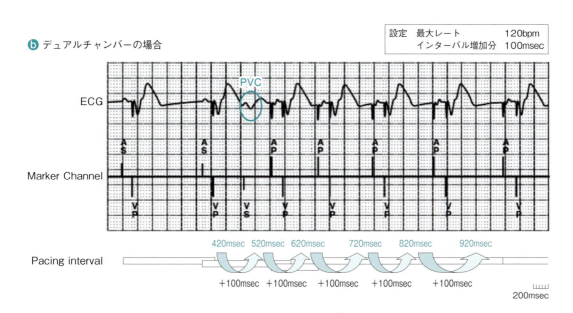

ⓑ デュアルチャンバーの場合

III こんなときどうする再プログラミング－覚えよう！取説には書いていないマル秘情報！

小児の場合

- 小児期に装着した心筋電極は，閾値上昇や断線のリスクが高くこまめにチェックすることが必要です。
- 小児の心臓の大きさに比し双極電極間距離は広くノイズが入りやすい点，小児期は生理的に心拍数が成人よりも高い点に注意して設定を行います。

　小児のペースメーカ適応例は頻度は少ないが，小さい体格・成長・長期管理という小児特有の問題について注意を払って設定する必要があります。

リード線の問題

　成人では通常リードは鎖骨下静脈や腋窩静脈から挿入し，上大静脈から右房，右室にリード先端を固定します。一方，乳幼児や小児の場合には，成長する点・血管径が細い点において成人に比し注意を要します。すなわち数年の経過で身長が伸びるとリードが伸展し断線する場合があり，また細い血管に太いリードを留置すると静脈閉塞をきたす率が高まります。そのため小児のように細い血管・成長の問題がある場合や先天性心疾患・心臓手術後などで経静脈リードが適さない場合には，リードは外科的に心外膜側心筋に装着してジェネレータは腹部に留置します。心筋電極は経静脈心内膜電極リードと比べると断線や閾値上昇などによりリード寿命は短く，リードトラブルの頻度も高いためペースメーカチェックの頻度は通常よりこまめに3～4カ月ごとにチェックすることが望まれます。

生理的ペーシングと非生理的ペーシング

　心房心室興奮の順次性が維持されたペーシング様式を生理的ペーシング（AAI，VDD，DDDモードなど），そうでないものを非生理的ペーシング（VVIモードなど）とよびます。
　心房は心拍出量に20％程度寄与しており，非生理的ペーシングでは低心機能例で不利となるほか，心房負荷が高くペースメーカ症候群，心房細動発生が増加すると報告されています。このため成人では可能であれば生理的ペーシングを選択することが多いです。小児においても生理的ペーシングが循環

動態としては望ましいですが，リードのアクセスを考えて，心不全がなければVVIモードを選択し将来追加が必要となるリードの留置の余地を残しておくという考え方もあります。

新生児・乳幼児などの体格の小さい場合は上述の理由により心筋電極を選択しVVIモードが多く使われています。ペースメーカをバックアップとして使用するだけでペーシング率の低い場合はVVIモードでもあまり問題にはなりません。

小児症例におけるデュアルチャンバーペーシングの問題

小児で経静脈的にリードを挿入してデュアルチャンバーペーシングを行った場合，双極電極を用いても，小児の心臓の大きさと比較すると陽陰極の間隔は広く，また心房と心室の電極も近く，外因性ノイズの混入や房室間のクロストークによる不適切動作発生の可能性が高いと考えられます。この問題点を補い適切なペーシングを行うため，プログラマにより心内電位を確認し，センシング感度に注意して設定し，ノイズなどのオーバーセンシングを回避することが重要です。

心拍数の問題

小児期は生理的に心拍数が成人よりも高いので，レートの設定時にもこれを考慮する必要があります。具体的には，乳児期から幼児期は基本レートを100〜120ppm程度，その後少しずつ下げて小児期は80ppm程度にします。このため各社ペースメーカの設定できる上限の基本レートを把握しておくことが必要です（表1）。

SORIN社製ペースメーカは設定可能な基本レートの上限は95ppmであり，速い心房ペーシングが必要な症例には不向きな可能性があります。活動量が増えて労作時に息切れなど出現する際は，レートレスポンスをONにすることを検討します。一方，高い上限レートを選択した場合は不応期やブランキングの設定にも併せて注意する必要があります（p.37「不応期の設定」参照）。

表1 各社設定可能な基本レート一覧

ペースメーカ機種	設定可能な基本レート
Azure XT（Medtronic社）	30〜150ppm
ACCOLADE（Boston Scientific社）	30〜185ppm
Assurity（Abbott社）	30〜170ppm
Evity 8（BIOTRONIK社）	30〜200ppm
KORA 250（SORIN社）	30〜95ppm

血管迷走神経性失神の場合

- 血管迷走神経性失神では，徐脈出現時にオーバードライブペーシングを行う機能を使用することで失神が防げる場合があります。
- 各社レートドロップの検出基準やオーバードライブ法のアルゴリズムに多少の違いはありますが，基本のコンセプトは同じです。

　頸動脈洞症候群または血管迷走神経性失神の患者では，著しく心拍数が低下した場合，意識を失ったり，関連症状を発症したりする場合があります。通常の基本レートでは血圧低下を予防するのは難しいですが，失神が主に心抑制によるものであれば，比較的高いペーシングレートで心房ペーシングすることで失神を防ぐことができます[1]。ペースメーカが急激な心拍低下を検出した際に，基本レートよりも高いレートでオーバードライブペーシングを行い，関連する症状を予防する機能がBIOTRONIK社以外のペースメーカには備わっています（表1）。

表1 各社レートドロップ時の対応機能の比較

	Medtronic 社	Boston Scientific 社	Abbott 社	SORIN 社
名称	レートドロップレスポンス	急速徐脈応答（SBR）	インターベンションレート	アクセラレーション
急速な心拍低下の検出基準	心室レートが規定の時間または拍数の範囲内で，規定の心拍数未満まで低下した場合	1分間心房で連続センシング後，平均心房レートから10/分以上の速度でレート低下	設定されたサイクル数（1〜16サイクル）ヒステリシスレートでペーシングした場合	心房ペーシングの前8サイクルが洞調律であり，1拍ごとに規定される洞停止基準レートで，1サイクルの心房ペーシングを認めた場合
治療のペーシング方法	プログラムされたインターベンション時間（1〜15分）だけプログラムされたインターベンションレート（60〜180ppm）でペーシング	レート下降前の平均心房レートにプログラムされたレート上昇（5〜40ppm）分を加えたレートで，設定された時間（1〜10分）ペーシング	レート下降前64拍の平均心室レートにプログラムされたレート上昇（基本レート＋0〜30ppm）分を加えたレートで，または80〜120/分で，設定された時間（1〜10分）ペーシング	洞停止前のレートに対し，4サイクルかけて設定した％分（0〜45％）までレートを上昇させる
ペーシング終了後の反応	洞調律レートまたは基本レートに達するまでペーシングレートを5/分ずつ低下させる	基本レートまたはセンサ指示レートに達するまでペーシングレートを下降率12％で低下させる	基本レートまたはセンサ指示レートに達するまで設定された速さ（Fast, Medium, Slow, Very Slow）でペーシングレートを徐々に低下させる	8サイクルごとにレートスムージングにより徐々にレートを低下させる

レートドロップレスポンス（Medtronic 社）

Medtronic 社製ペースメーカにはレートドロップレスポンス（**図1**）とよばれる機能があります。レートドロップレスポンスは，ペーシングモードが DDD，DDI または MVP モード（p.96「心機能が低下してきた場合－右室ペーシングを減らす方法－」参照）にプログラムされている場合に使用可能となります。

心室レートが規定の時間（ドロップ検出）または拍数（ローレート検出）の範囲内で，規定の心拍数未満まで低下した場合にレートドロップ検出と認識されます。レートドロップが検出された場合，プログラムされたインターベンション時間（1～15分）だけプログラムされたインターベンションレート（60～180ppm）で心房ペーシングを行います。プログラムされたインターベンション時間経過後は，ペーシングレートを 5 bpm ずつ低下させていきます。このレート低下プロセスは，洞調律レートまたは基本レートに達するまで継続されます。不応期外心房センシングイベントが3回連続で発生したことを検出した場合，インターベンションペーシングおよびレート低下ペーシングは直ちに停止します。

MVP：
managed ventricular pacing

図1 レートドロップレスポンスの作動イメージ（Medtronic 社）

①心室レートが規定の時間または拍数の範囲内で，規定の心拍数未満まで低下した場合レートドロップと判断し，②プログラムされたインターベンション時間（1～15分）だけプログラムされたインターベンションレート（60～180ppm）でペーシングを行う。③設定されたペーシング治療が行われると，洞調律レートまたは基本レートに達するまで心房ペーシングレートを 5/分ずつ低下させる。

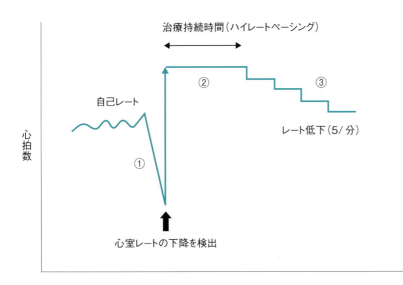

急速徐脈応答(SBR, Boston Scientific社)

レートドロップレスポンスと同様の機能は急速徐脈応答(SBR, 図2)として Boston Scientific社ペースメーカにも搭載されています。SBRはDDDモードで使用可能です。1分間にわたり心房で連続してセンシングしていた直後，平均心房レートより10bpm以上急激に心房レートが低下し，プログラムされているサイクル数だけ基本レートあるいはセンサ指示レートで心房ペーシングするとSBRと判断されます。

SBRと判断後の心房ペーシングレートの上昇はレート低下前の患者の平均心房レートにプログラムされたレート分を加えた速さでペーシングします。設定された時間(1～10分)ペーシング治療が行われると，心房ペーシングレートは下降率12%で基本レートまたはセンサ指示レートまで下降します。

SBR：
sudden brady response

図2　急速徐脈応答(SBR)の作動イメージ(Boston Scientific社)

① 1分以上心房で連続センシングが行われたあと，② 10/分以上の急速な心房レートの低下が生じ，③プログラムされたサイクル数(1～16サイクル)心房ペーシングが行われると急速徐脈応答(SBR)と判断されます。SBRと判断すると，
④レート下降前の平均心房レートにプログラムされたレート上昇(5～40ppm)分を加えたレートで，設定された時間(1～10分，1分ごとに設定可)心房ペーシングを行います。
⑤設定された時間ペーシング治療が行われると，心房ペーシングレートは下降率12%で基本レートまたはセンサ指示レートまで下降します。

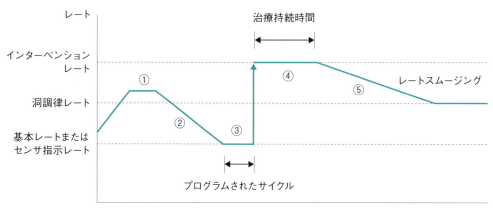

130

インターベンションレート（Abbott 社）

同じく Abbott 社製ペースメーカには，インターベンションレートとよばれる機能があります（図3）。患者の自己レートが急激に低下し，設定されたサイクル数（1～16サイクル）ヒステリシスレートでペーシングするとインターベンションレートが開始されます。インターベンションレートは 80～120／分，または平均自己レート（直近の心室レート 64 拍の平均値）+0～+30/ 分を選択することが可能です。インターベンションレートで動作する時間は 1～10 分の間で分単位の設定できます。インターベンション持続時間が経過した後，ペースメーカはリカバリータイムのプログラム設定値に従って，基本レート，またはセンサ指示レートに達するまで徐々にレートを低下させます。リカバリータイム設定は Fast，Medium，Slow，Very Slow から選定します。Fast に設定するとレートは比較的速く下降し，Very Slow の場合レートはより遅く徐々に下降します。

図3 インターベンションレートの作動イメージ（Abbott 社）

①設定されたサイクル数ヒステリシスレートでペーシングするとインターベンションレートが開始されます。
②設定されたインターベンションレートで設定された時間（1～10 分間）作動します。
③インターベンション持続時間が経過した後，ペースメーカはリカバリータイムのプログラム設定値に従って，基本レート，またはセンサ指示レートに達するまで徐々にレートを低下させます。

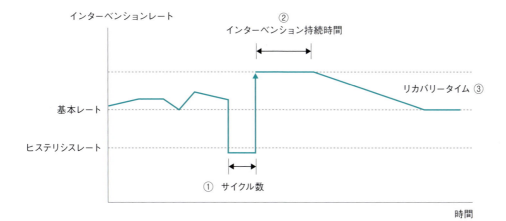

アクセラレーション（SORIN 社）

　最後に SORIN 社製ペースメーカーにはアクセラレーション（図 4）とよばれる機能があります。アクセラレーションは，ペーシングモードが Dplus モード（p.96「心機能が低下してきた場合−右室ペーシングを減らす方法−」参照）にプログラムされている場合に使用可能となります。

　動作条件は心房ペーシングの前 8 サイクルが洞調律であり，1 拍ごとに規定される洞停止基準レートで，1 サイクルの心房ペーシングを認めることです。洞停止を認めた場合，洞停止前のレートに対して設定した％分（0〜45％）を加えたレートまで 4 サイクルかけてレートを上昇させます。目標とするレートに到達した後は，8 サイクルごとにレートスムージングにより徐々にレートを低下させていきます。

図4　アクセラレーション作動のイメージ（SORIN 社）
①心房ペーシングの前 8 サイクルが洞調律であり，1 拍ごとに規定される洞停止基準レートで 1 サイクルの心房ペーシングが入ると洞停止とみなします。
②洞停止を認めた場合，洞停止前のレートに対して設定した％分を加えたレートまで 4 サイクルかけてレートを上昇させます。
③目標とするレートに到達した後は，8 サイクルごとにレートスムージングにより徐々にレートを低下させていきます。

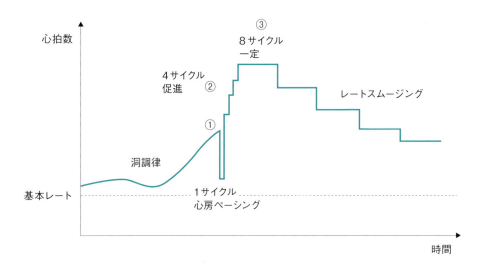

Caution!

レートドロップ機能を ON にした場合，不適切にこの機能が繰り返し作動すると動悸などの自覚症状を感じることがあるので，頻回に作動している場合には外来チェック時に適切な作動か確認することが必要です。

機能解説！

レートスムージング機能
- 急激な心拍低下に対して，レートドロップレスポンスにおけるオーバードライブペーシングのような積極的な治療はできませんが，急激なレート低下を防ぐだけであればレートスムージング機能も有用です。
- これは発作性の徐脈が発生した場合に基本レートへの急激なレート低下を防ぐための機能です。Boston Scientific 社と SORIN 社ではレートスムージング，BIOTRONIK 社ではレートフェーディングとよばれ，各社名称は異なりますが基本的な様式は同じです。
- すなわち，患者の自己レートが低下すると，ペースメーカは自発が低下する前の自己レートよりわずかに低いレートでペーシングします。その後基本レートに達するかまたは，自己調律が回復するまでペーシングレートを徐々に低下させます。

CLS モード

BIOTRONIK 社のレートレスポンス機能である CLS モード (p.16「レートの設定」参照) は血管迷走神経性失神患者に対して通常のペースメーカ治療よりも失神を抑制した[2]との報告もあり，すでに BIOTRONIK 社製ペースメーカが挿入されている場合には試みてもよい機能と思われます。

CLS：
closed loop stimulation

◇ 文献

1) Ammirati F, Colivicchi F, Santini M, et al: Permanent cardiac pacing versus medical treatment for the prevention of recurrent vasovagal syncopea multicenter, randomized, controlled trial. Circulation 2000; 102: 294-9.
2) Palmisano P, Zaccaria M, Luzzi G, et al: Closed-loop cardiac pacing vs. Conventional dual-chamber pacing with specialized sensing and pacing algorithms for syncope prevention in patients with refractory vasovagal syncope: results of a long-term follow-up. Europace 2012; 14(7): 1038-43

III

こんなときどうする再プログラミング－覚えよう！ 取説には書いていないマル秘情報！

主なペースメーカ不具合事象の まとめ

Point
- ペースメーカ植込み後には，患者もしくはご家族の希望する意思を確認したのち，特定医療機器登録制度に基づき必要な情報を登録します。

　ペースメーカは精密で十分な安全試験を経てつくられた機器ですが，ときに予期せぬ不具合事象が発生することがあります。事象によっては致死的な影響を与える可能性もあり，適切で迅速な対応が求められます。直近10年間のわが国におけるペースメーカ関連の不具合事象を表1に示します。ただし，詳細な内容および対応方法については各社の報告を必ずご覧ください。

特定医療機器登録制度

　特定医療機器登録制度（医療機器トラッキング制度）とは，もしペースメーカなどの医療機器に不具合が生じた場合に，医療機器に関する安全情報が患者や担当の医師に迅速かつ確実に提供されることを目的として平成7年より導入された制度です。この制度により，患者の個人情報や植込まれたペースメーカの製品情報，植込み施設，担当医師名が登録されます。この制度はペースメーカを使用する患者にとって非常に重要な制度ですが，登録が患者の個人情報に基づくことから，患者もしくはご家族の意思により登録するかしないかを選択してもらいます。登録することで，より早く情報が伝えられる可能性はあります。

表1 わが国における過去10年間の主なペースメーカ関連の不具合事象（2019年2月現在）

会社名	対象機種	発表年	事象	対応
Medtronic 社	AdaptaDR AdaptaVDD SensiaDR VersaDR のうち一部	2019.1	特定のモード設定のもとで心房センシングイベントを感知している最中に一定の条件を満たした場合，心房と心室のペーシング出力が停止する。心室センシングイベントを感知すると正常な作動が回復	心室ペーシング率が10%未満はモード変更推奨せず。心室ペーシング率が10%以上はVVI（R），DVI（R）モードへ変更（不具合を解消するソフトウェアを準備中）
	EnRhythm の一部	2010.2	電池の抵抗が予想より高くなることにより，テレメトリ時に測定した電池電圧が低く表示される，電池電圧が交換指標近くになった場合に早期に電池が消耗する	ソフトウェアによる更新
	kappa, および Sigma シリーズの一部	2009.5	電気回路と電池やコネクタをつなぐワイヤの離脱が生じペーシング不全が発生	ペースメーカ依存度が高い患者の場合，交換を検討。ペースメーカ依存度が低い患者の場合、通常のフォローアップを継続
	ケアリンク2090W（プログラマ），ケアリンクネットワーク（遠隔モニタリング）対象Micraのみ	2019.1	推奨交換時期に達する直前（最長2年間）の期間中，バッテリーの残存寿命が実際よりも長く表示される	ソフトウェアによる更新（ケアリンクネットワークの更新は2019年1月17日完了済み）
Boston Scientific 社	ACCOLADE, ACCOLADE MRI の一部	2018.11	MV センサ信号をオーバーセンシングし，ペーシングが抑制される	ソフトウェアによる更新またはMV センサをOFFにする
Abbott 社	マーリンアットホームトランスミッター（遠隔モニタリング用機器）	2014.12	RF 機能を使用してリモートモニタリング施行時に一部のペースメーカでバックアップ作動へ移行する	ソフトウェアによる更新
BIOTRONIK 社	なし			
SORIN 社	オーケストラ, オーケストラプラス（プログラマ）	2013.11	リプライシリーズおよびファシールシリーズの予備電池残存寿命が実際より長く表示される	ソフトウェアによる更新

特殊な状況時での設定を求められた場合

- 電気メス使用時に，ペースメーカ依存度の高い患者に対しては必要に応じて非同期ペーシングモードとし，レートも高めに設定します。
- 体外衝撃波結石破砕術施行時にはデュアルチャンバーモードではシングルチャンバーモードに変更します。
- ペースメーカ患者のMRI撮影条件は，リードと本体との組み合わせや機種ごとに異なるため，ウエブサイトなどでの確認が望まれます。

電気メスを使用する場合

　手術時に電気メスを使用すると，通電されている間伝導電流が体内に流れ，ペースメーカのペーシングが抑制される場合があります。またペースメーカ本体の故障やリード損傷の原因となることもあります。可能なら電気メスの使用は避けるべきですが，どうしても電気メスを使用しなくてはならない場合には影響を低減するために下記の対応をとります。

①ペースメーカ依存等の高い患者の場合，必要に応じて非同期ペーシングモード（DOO，AOO，VOO）にプログラムする。
②電気メス使用部位と対極板との間の電流経路をペースメーカおよびリードからできる限り遠ざけるように対極板を貼付する。
③電気メスの出力を必要最小限にとどめ，短時間に間欠的に使用する。
④可能な限り双極型電気メスを使用する。
⑤体外式ペースメーカおよび除細動器を使用できるようにしておく。

　非同期モードでは自己脈との競合の結果spike on Tから致死性不整脈を誘発する可能性があるため，自己脈を抑制する目的で自己脈より高めのレートに設定することが多いです。基礎心疾患が房室ブロックでペースメーカ依存の場合はVOO（またはDOO），洞不全症候群で房室伝導障害がない場合はAOO設定を検討します。また，手術後は速やかにモードを元に戻すことが必要です。ペーシング率が低い患者では設定変更不要の場合もあります。

体外衝撃波結石破砕術施行時

　体外衝撃波結石破砕術(ESWL)は上部尿路結石に対する治療として広く普及しています。本法による不整脈の発生を防ぐため，衝撃波は心電図のR波に同期して発射され，心筋の絶対不応期に到達するようになっています。ただし，ペースメーカ出力が衝撃波発生のトリガーとなったり，電磁干渉により非同期モードに移行したり，ペーシングが抑制されたりする場合があり併用には注意が必要です。以下にESWLにおける設定変更の要点を示します。

①ペースメーカが砕石装置のビームの焦点にあるとペースメーカが破壊されることがあるので，ペースメーカを砕石ビームの焦点から十分離します。特に腹部にペースメーカが植込まれている場合は注意します。
②シングルチャンバーモード(AAI, VVI)は設定変更なしでESWLが可能です。
③デュアルチャンバーモードではシングルチャンバーモードに変更します。これは，心房ペーシングが衝撃波発射のトリガーとなってこの衝撃波が感知され，心室ペーシングが抑制される危険性があるためです。
④ペーシングレートが不適切に上昇しないようレートレスポンス機能はOFFとします。

ESWL：
extracorporeal shock wave lithotripsy

磁気共鳴画像(MRI)検査時

　磁気共鳴画像(MRI)検査施行時に発生する静磁場，傾斜磁場，RF磁場，それぞれがペースメーカに対してさまざまな悪影響を及ぼすことが知られており(表1)，従来ペースメーカが植込まれた患者に対するMRI検査は禁忌でした。
　近年，条件付きでMRI検査が可能なペースメーカが開発され，わが国でも2012年10月から保険償還されて，すでに広く臨床使用されています。MRI撮像を行うためには各ペースメーカの会社ごとに医療従事者が研修を受け施設基準を満たす必要がありましたが，各関連団体の協力のもと多様化したデバイスに共通かつ安全管理上大切な部分を確実に研修し，デバイス間の細か

MRI：
Magnetic Resonance Imaging

RF：
radio frequency

表1　MRIがペースメーカに及ぼすリスク

①リードに生じる誘導電流による心筋刺激
②オーバーセンシング
③キャンセルパルスによるキャプチャーロス*
④リードの発熱，組織の熱傷
⑤ペースメーカリセット
⑥勾配磁場による振動

*傾斜磁場がリードに電圧を誘導し，電流を生じさせる。生じた電気信号はペーシングパルスを相殺し，ペーシング不全を生じる可能性がある

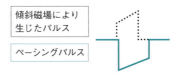

い相違に関してはウエブサイト（http://cirds-mri.com/）から情報を得るという統一した事業が2017年9月から開始されています。これにより研修受講とMRI検査施設登録の統一化がなされ，現場の負担軽減につながっています。

MRIの撮影手順

実際のMRI撮像時の手順を図1に示します。MRI検査を行う際は，まずMRI検査を受ける患者が要件を満たしているかどうかを確認します。患者が条件付きMRI対応ペースメーカカードとペースメーカ手帳を所持していることが前提であり，ペースメーカが左右いずれかの胸部に植込まれていること，遺残リードがないこと，リード線が植込み後6週間以上経過していることなどすべての条件付きMRI対応ペースメーカで共通の条件もありますが，各ペースメーカ特有の条件もあります（表2）。

患者条件を確認後に，ペースメーカがMRI撮影可能な条件を満たしているか確認します。ペースメーカとリードの組み合わせはMRI対応の自社製品の組み合わせのみであるのは各社共通していますが，ペーシング閾値やリード抵抗値などの条件は各社違いがあります（表3）。

図1 MRI検査の流れ

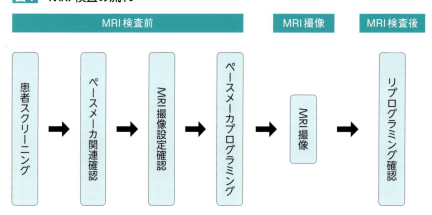

表2 MRI撮影可能な患者の条件

	Azure XT （Medtronic社）	ACCOLADE （Boston Scientific社）	Assurity （Abbott社）	Evity 8 （BIOTRONIK社）	KORA 250 （SORIN社）
植込み部位	胸部					
遺残リード	不可				
リード線植込み後経過日数	6週間以上				
患者身長制限	制限なし				
患者体温	制限なし	平常値であること	制限なし	制限なし	発熱がないこと

ペースメーカが MRI 撮影条件を満たしていることを確認したのち，MRI 撮影前にペースメーカの設定を変更する必要があります（表4）。MRI 撮影に伴う磁場の影響を避けるため，例えばペーシング率の高い患者では非同期モード（AOO，VOO，DOO）にし，ある程度以上の心拍数の自己脈がある患者では OFF（ODO）に設定を変更します。非同期ペーシングすると自己脈と競合し，安全が確保できない場合があるため，患者の自己脈を超えるレートを選択します。また，MRI 設定ではセンシング機能が働かないため，房室同期を維持し，自己心室波に競合しないような AV ディレイを選択し，ペーシング不全のリスクを最小限にするため双極（bipolar）で高出力に設定します。ただしこれらの設定変更は絶対的なものではなく，個々の患者の不整脈や心機能，

表3　MRI 撮影可能なペースメーカの条件

	Azure　XT （Medtronic 社）	ACCOLADE （Boston Scientific 社）	Assurity （Abbott 社）	Evity 8 （BIOTRONIK 社）	KORA 250 （SORIN 社）
本体とリードの組み合わせ	\multicolumn{5}{MRI 対応の自社製品の組合せのみ}				
ペーシング閾値 （Bipolar）	2.0V/0.4msec 以下	2.0V 以下 （パルス幅不問）	2.5V/0.5msec 以下	2.0V/0.4msec 以下	2.0V/0.35msec 以下
リード抵抗	200〜3,000Ω （Uni/Bipolar）	200〜2,000Ω （Bipolar）	200〜2,000Ω （Bipolar）	200〜1,500Ω （Bipolar）	200〜3,000Ω （Bipolar）
電池状態	ERI に入っていないこと	ERI 可	ERI に入っていないこと	ERI に入っていないこと	電池内部抵抗が5kΩ 未満であること
5.0V/1.0msecでトゥイッチングがないこと	要	不要	要	不要	不要

ERI：elective replacement indicator

表4　MRI 撮影時の設定

	Azure　XT （Medtronic 社）	ACCOLADE （Boston Scientific 社）	Assurity （Abbott 社）	Evity 8 （BIOTRONIK 社）	KORA 250 （SORIN 社）
システムの名称	Surescan	ImageReady	Everything and MRI	Pro MRI	KORA Pacing System
モード	AOO，VOO，DOO，ODO	AOO，VOO，DOO，OFF	AOO，VOO，DOO，OFF	AOO，VOO，DOO，OFF	AOO，VOO，DOO，ODO
出力（ノミナル）	5.0V/1.0msec	5.0V/1.0msec	7.5V/1.0msec	4.8V/1.0msec	5.0V/1.0msec
AV ディレイ	設定可	100msec 固定	設定可	110msec 固定	設定可
レート	60〜120ppm	30〜100ppm	30〜120ppm	70〜160ppm	50〜120ppm
MRI 自動設定	不可	不可	不可	可	可
MRI 設定自動解除	可（24 時間後OFF）	可（ノミナル24時間後 OFF）	不可	不可	可（5 分後 OFF）

全身状態をもとに総合的に判断する必要があります．

　MRI撮像後はペースメーカチェックを施行して異常がないことを確認し，速やかに元の設定に戻します．

> **機能解説！**
>
> **MRI設定自動解除機能，Automatic MRI mode**
> - Medtronic社とBoston Scientific社製ペースメーカにはMRI設定自動解除機能があり，Medtronic社では24時間後，Boston Scientific社ではある一定時間（OFF，12，24，48時間から設定可）経過すると自動でMRI設定が解除されます．
> - SORIN社製ペースメーカにはAutomatic MRI modeという機能があります．これをONにするとMRIの強い磁場（100ガウス以上の磁界）を検出すると即時に自動で設定したMRIペーシングモード（非同期モードまたはペーシング停止）で動作を開始し，MRIの強い磁場が検出されなくなると約5分後に自動で元の設定で動作を開始します．

 Caution！

MRI撮像が可能なペースメーカやリードの組み合わせおよびそれに伴う撮影条件は複雑であり，同じ会社でも機種により異なります．MRI撮像時には前述したウエブサイト（http://cirds-mri.com/）または各社のホームページで条件を確認のうえ撮像するようにしてください．

CT 検査時

初期の Medtronic 社製両心室ペーシング機能付きペースメーカ (InSync8040) で，CT 撮影中に部分的リセットを生じた例が報告され，業界全体で自主点検が行われた。その結果，診断用 X 線装置で多少の影響を受けるものがあったが，リセットを生じたのは Medtronic 社の InSync8040 と Thera-i だけであった (両機種とも現在は販売されていない)。

この機序としては，X 線束が連続的に照射される CT 検査に際し，ペースメーカ本体内部の C-MOS 回路に影響を与えることなどにより，オーバーセンシングが起こり，植込み型心臓ペースメーカのペーシングパルス出力が一時的に抑制されたためと説明されている。

これを受け，同様な事象がほかの植込み型心臓ペースメーカにも起こりうる可能性があるため，平成 17 年 11 月 25 日厚生労働省から以下の勧告がなされている。

① ペースメーカ本体植込み部位に X 線束を 5 秒以上連続照射しないようにすること。

② やむを得ず，ペースメーカ本体植込み部位に X 線束を 5 秒以上連続して照射する検査を実施する場合には，患者に "両腕挙上" をさせるなどしてペースメーカ位置を照射部分からずらすことができないか検討すること。それでも本体植込み部位に X 線束を 5 秒以上連続的に照射することが避けられない場合には，検査中，競合ペーシングをしない状態で固定ペーシングモードに設定するとともに，脈拍をモニターすること。または一時的体外ペーシングの準備を行い，使用すること。

リードレスペースメーカ

Point
- リードレスペースメーカ (Micra) も，従来のペースメーカと同様レートレスポンス，自動感度調節，自動閾値調節機能を有しますがアルゴリズムが異なります。
- 電池消耗時の反応も従来のペースメーカと異なる点があり，特にEOSになるとデバイスOFFモードとなりペーシング作動が永久的に無効になります。
- 条件付きでMRI撮影も可能ですが，Micraが2個以上挿入されている場合も想定され注意が必要です。

EOS：end of service

　従来のペースメーカは，通常皮下組織下に本体（ジェネレータ）を植込むためのスペース（ポケット）をつくり，本体を植込み，同部位から経静脈的にリードを心臓内に留置する必要があります。そのため，静脈に留置したリードと皮下に植込まれた本体が原因で合併症が起きることが問題とされてきました。しかし，今回新しく開発されたリードレスペースメーカMicra（Medtronic社製）は，本体を皮下に植込むのではなく，デリバリーシステムを用いて心臓内に本体を送り込み，直接右室に留置します（図1）。これにより，従来のペー

図1 Micraの概要
a：右室内植込み位置
b：各名称

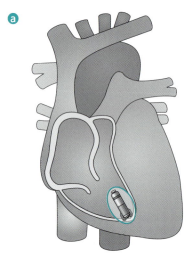
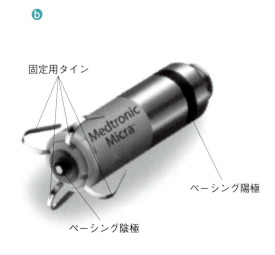

（写真はMedtronic社より提供）

スメーカと異なり，胸部の皮下ポケットもリードも不要なため，リードの断線，静脈閉塞，皮下ポケットからの感染などの合併症のリスクがなくなりました。サイズは小型化（1.0cc，1.75g）され，電池寿命は 12 年程度です。心室のみのシングルチャンバーという限界はありますが，従来のペースメーカ機能である 1.5/3 テスラ全身 MRI 対応，加速度センサのレートレスポンス，センシングアシュアランス，キャプチャマネジメントなども有しています。

　従来のペースメーカとの機能の比較概要を**表1**に示します。また，いくつかプログラミングするうえでの注意点を以下に述べます。

Sweet Spot

　良好な通信状態であるプログラマヘッドの位置を「Sweet Spot」とよびます。ヘッドのコイルと Micra 本体のコイルが平行になり，適切な距離の場合通信効率が良くなります（**図2**）。この仕組みは通常のデバイスでも同様ですが，Micra は心臓に直接留置するため，通常のデバイスと異なり向きが一定ではありません。その結果体表で心臓部直上にプログラマヘッドを置いても，プログラマヘッドに対して Micra が効率悪い向きになっている可能性があり

表1 Micra と従来のペースメーカ Azure XT SR（Medtronic 社）との機能比較

カーディアックコンパス：最新 14 カ月分の心臓の状態および機器のステータスの長期トレンドを示すグラフとともに，患者のコンディションの概要を提供する。
フラッシュバックメモリ：自動的に最大 2,000 の V-V および A-A インターバル並びに，最新の VF，VT，AT/AF エピソードおよびインテロゲーションのマーカデータを保存する。

機能	Micra	Azure XT SR
ペーシング関連		
レートレスポンス	○	○
キャプチャマネージメント	○	○
ヒステリシス	○	○
スリープファンクション	×	○
センシング関連		
自動感度調節	センシングアシュアランス（ノミナル設定：OFF）	オートアジャストセンシング
不整脈への反応		
伝導 AF レスポンス	×	○
心室レートスタブライゼーション	×	○
診断機能		
不整脈エピソード	×	○
カーディアックコンパス	×	○
フラッシュバックメモリ	×	○
ペーシング閾値トレンド	○	○
センシング閾値トレンド	○	○
電極抵抗トレンド	○	○

ます。その際は，Micra 本体に対してなるべくプログラマヘッドを平行にすると通信できる場合があります。ペースメーカチェックの際に，ペースメーカ手帳に Sweet Spot の場所を図示しておくと，次回ペースメーカチェックの際に参考になります。また，Sweet Spot にプログラマヘッドを置いても，インジケータランプは 5 〜 10 秒ほど反映されません。つまり，ヘッドを置いてすぐにランプが点灯しないからといって場所が悪いとは限りません。位置が適切かどうかは少なくとも 10 秒待って判断する必要があります。

図2　Micra のテレメトリ位置

a：最適なテレメトリ位置の機序
　左図ではプログラマヘッドのコイルと Micra 本体のコイルが平行になり，距離も適切で通信効率が良くなります。

b：最適なテレメトリ位置の例
　通常のケースでは心臓部直上でテレメトリ可能です。
　本体に対してなるべく平行にすると通信が改善する場合があります。

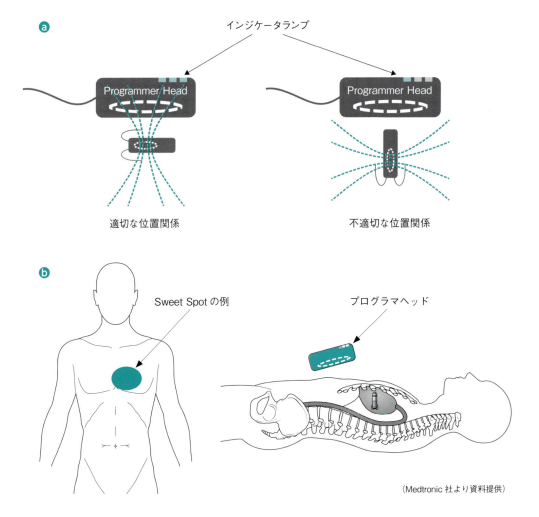

（Medtronic 社より資料提供）

レートレスポンス

　Micraのレートレスポンス機能では，既存のペースメーカと同様に患者のActivity（振動）を利用してペーシングレートを変化させます。この場合，デュアルスロープレートレスポンスを使用し，本体に内蔵された加速度センサで検知したActivityと後述する設定されたセットポイントから導かれたセンサ指示レートで作動します。

　設定可能レートとしては基本レート，ADL（Activities of Daily Living）レート，上限センサレートの3種類があります（図3）。基本レートは，洞レートまたは身体活動がみられないときにペーシングを行う場合の最も遅いレートです。ADLレートは，中程度の活動中に患者の心臓が達すると予測されるおおよそのペーシングレートであり，平坦部を発生させることで，中程度の身体活動に変化がみられた場合にも安定したペーシングレートを維持することができます。上限センサレートは激しい運動中でのペーシングレートの上限値になります。

　また，レートレスポンスセットポイントとは，デュアルスロープレートレスポンスの2種類の勾配特性を定めるものです。LR（Lower Rate）セットポイントはMicra特有のパラメータであり，基本レートよりも高いレートでのペーシングに必要なアクティビティ値を示しますが，心臓の動きに起因するActivity値を基に決定されます。ADLセットポイントは，ペーシングレートをADLレートに到達させるActivity値を決定します。UR（Upper Rate）セットポイントは，ペーシングレートを上限センサレートに到達させるActivity値を決定します。セットポイントを低くすると，より少ないActivity値で上限レートに達します。

図3　レート曲線

レート曲線は，患者の身体活動レベルの変化に合わせたペーシングレートの算出結果を表すものです。ADLセットポイントを設けることで，デュアルスロープになっています。すなわち，基本レートからADLレートへの移行が一番目の勾配を設定し，ADLレートから上限センサレートへの移行が2番目の勾配を設定します。

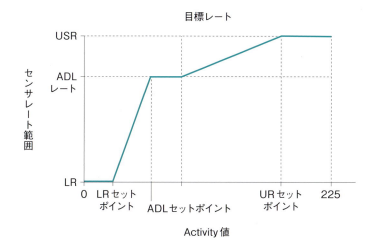

LR：Lower Rate（基本レート）
USR：Upper Sensor Rate（上限センサレート）
ADL：Activities of Daily Living

● Activity ベクトルのプログラミング

　Micra におけるレートレスポンスの課題としては，患者が安静にしていても心拍動を患者 Activity として検知してしまう可能性があることです。Micra は加速度センサを搭載したデバイス本体が右室内に留置されているため，心臓の拍動によって常に一定量の Activity を検知しています。心拍動と患者の Activity とを見分けるために，Micra は 3 軸（X，Y，Z）ベクトルの加速度センサを搭載し，適切にレートレスポンスが働くベクトルをプログラマで選択できます。植込み後に患者が退院する前に，安静時に記録した活動レベルと軽い歩行時に記録された活動レベルを比較して Activity ベクトルの適切性を確認することが推奨されています。

　Exercise テストの方法としては 5 〜 15 分かけて安静時（横臥位，仰臥位，座位）と歩行時の Activity を計測します。計測できた Activity を基に，適切なベクトルの確認と各 Set Point を設定します。1 ベクトルとに約 5 分かかります（表 2）。一回の姿勢時間が長いほど，その姿勢での測定結果の信頼性が増しますが，検査時間が長くなります。安静時と歩行時の Activity 値に十分な差がみられない場合，別の 2 本の直交 Activity ベクトルのいずれかにプログラムすると，改善される可能性があります（図 4）。安静時と歩行時の Activity 値の差が 8 以上あるベクトルを探して使用します。

　Exercise テストを実施して Activity 値を評価することでレートレスポンスセットポイントを手動で調整することができます（図 5）。また自動設定も可能で，レートプロファイル最適化を On にプログラムした場合，手動でプログラムした LR セットポイント，ADL セットポイント，および UR セットポイントの値が時間とともに患者の活動の範囲に合わせた適切なレートレスポンスに調整されることが期待できます。

LR：lower rate
ADL：activity of daily livin
UR：upper rate

表2 Exercise テスト手順例

① 30 秒間　仰向けになる
② 30 秒間　右向きに横になる
③ 30 秒間　左向きに横になる
④ 60 秒間　座った姿勢になる
⑤ 60 秒間　歩く
⑥ 60 秒間　仰向けになる

図4 使用するベクトルの決定

上段のベクトル1は安静時と歩行時とで Patient Activity 値に差がなく，ほかのベクトルの使用が望まれます。
下段のベクトル3は Patient Activity 値の安静時の最大と歩行時の最大を比較すると大きく（8以上）取れているので使用可能です。
体位変換時に認める一過性の Patient Activity 値上昇は，姿勢変更による変化のため評価の対象にはしません。

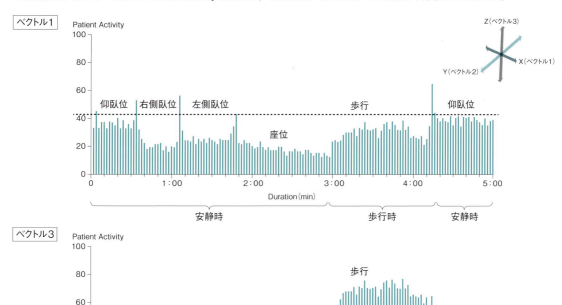

図5 セットポイントの設定例

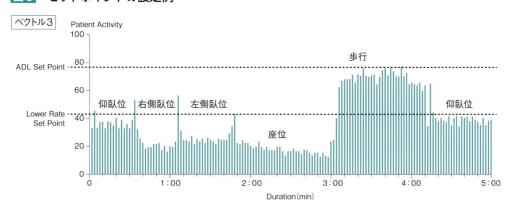

Lower Rate Set Point：安静時の最も高い所＋2に設定する「44」
ADL Set Point：歩行中の最も高い所に設定する「75」
UR Set Point：1.5 ×（ADL setpoint − LR setpoint）＋ ADL setpoint ＝「121.5 ≒ 122」
＊ UR Set Point は実際に患者に走ってもらい設定することも可能です。

センシングアシュアランス

　Micra にはセンシングアシュアランスという自動感度調節機能がついています。センシングアシュアランス機能が On に設定され，VVI または VVIR モードで動作している場合，RV センシング感度パラメータはセンシングされた R 波高値に基づいて自動的に調整されます。ただし，同じ Medtronic 社の Azure XT などに搭載されている自動感度調節機能であるオートアジャストセンシング（p.26「センシングの設定」参照）とは異なるアルゴリズムです。

　センシングアシュアランスでは，センシングされた信号のピーク波高値をモニタし，センシングされた R 波と設定されているセンシングマージンとを比較し，十分なセンシングマージンを維持するように設定感度を変更します。すなわち目標センシングマージンを下回る低い R 波高値にはマイナス値が割り当てられ，目標センシングマージンを上回る高い R 波高値にはプラス値が割り当てられます。イベント累積値がカウンターの上限または下限を超えると，1 段階ずつ感度を調整します。低い R 波高値が多いと，1 段階感度を鋭い（数値を下げる）設定へ調整し，高い R 波高値が多いと，1 段階感度を鈍い（数値を上げる設定へ）調整します。そして，2.8：1 から 4：1 比のセンシングマージンが維持されます（図 6）。

　具体的には，感度を次の段階に鋭くする調整を行うには 17 個以上の低い R 波高値が要求され，感度を次の段階に鈍くする調整を行うには 36 個以上の高い R 波高値が要求されます。低い R 波高値と高い R 波高値が複合的に発生するか，またはペーシングイベントがセンシングイベントに混じるような場合は，調整の頻度が下がります。イベントの 60％ 未満が高い（または低い），もしくはペーシング対センシングイベントの比が 5：1 より大きい場合は，感度調整は行われません。また，高電圧センシングイベントが発生した場合，その後の自己イベントのアンダーセンシングを防ぐため，感度低下は制限されます。センシング感度の自動調整は，2.0 〜 5.6mV の範囲に制限されています。

図6　センシングアシュアランス

a：センシングされたR波高値が，安全マージンに基づき設定された適切ゾーンの中にある場合には，感度の変更はされません。適切ゾーンは設定された感度の2.8倍から4倍の範囲に設定されます。
b：センシングされたR波高値が適切ゾーンをはずれ低い状態が続くと，感度は自動的に鋭くする（数値を下げる）方向に調節され，新たな適切ゾーンが設定されます。

ⓐ 感度が適切な場合

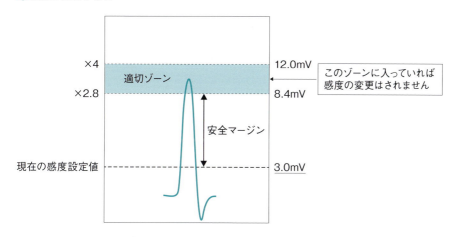

ⓑ 感度を鋭くする必要がある場合

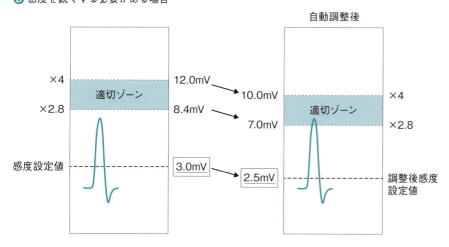

こんなときどうする再プログラミング―覚えよう！ 取説には書いていないマル秘情報！

キャプチャマネジメント

　キャプチャマネジメントは，ペーシング閾値を自動で測定し，キャプチャ
を継続できるようにペーシング出力の設定を自動調整する機能です（p.22
「ペーシング出力の設定」参照）。従来のペースメーカ同様 Micra にも備わって
いますが，閾値に対する Safety Margin のとりかたが従来と異なり，閾値の
確認機能（TCT）が追加されるなどの特徴があります（**表3**）。TCT とは「現在
の出力―Safety Margin ＋ 0.125V」でテストペースを 1 時間に 1 回実施し，閾
値が上昇していないか確かめる機能です。一方 PTS は閾値を測定し，出力調
整を行うといった従来と同様の作動です。毎日午前 0 時あるいは TCT で loss
of capture になった場合に実施されます。

TCT：
Threshold
confirmation test

PTS：
Pacing Threshold
Search

表3 Micra と Azure XT SR（Medtronic 社）の比較：Capture Management

	Micra	Azure XT SR
選択可能な作動オプション	Adaptive・Monitor Only・OFF	
作動可能パルス幅設	0.24msec or 0.4msec 設定時のみ作動可能（設定パルス幅で測定実施）	1.0 msec 以下のパルス幅設定で作動可能（0.4 msec 固定で測定実施）
出力の Safety Margin	閾値＋設定値	閾値＋設定値
最低出力	最新 14 日間で最も高かった閾値＋Safety Margin	設定値
閾値測定（PTS）時間	AM0：00	AM1：00
閾値確認（TCT）間隔	1 時間に 1 回	なし
Back Up Pace のタイミング	Test ペースから 500msec＊ loss of capture 時のみ	Test ペース直後
キャプチャマネジメントによって調整される最大出力	5.0V ＠設定パルス幅	5.0 V ＠ 1.0msec
急性期間の定義（ノミナル値）	植込み後 112 日（再留置後の再設定可）	植込み後 120 日
急性期間中の出力調整	閾値に応じて出力を上下するSafety Margin を閾値＋ 1.5V に固定	閾値に応じて出力を上げる3.5V 未満にはしない

PTS：Pacing Threshold Search，TCT：Threshold confirmation test

機能解説！

- ●キャプチャマネジメントが「アダプティブ」にプログラムされている場合，Micra は自動的にペーシング出力を調整します。
- ●キャプチャマネジメントが「モニタ」にプログラムされている場合，調整は行われません。
- ● RV パルス幅パラメータの設定値は 0.24 または 0.40msec にしておく必要があります。

150

電池特性

　Micra の電池残量に応じた機能の変化も，同じ Medtronic 社の従来の機種と異なります。

　電池電圧が ERI（p.44「外来時にチェックすべき項目」参照）状態に達したら，デバイスはペーシングモードを VVI に，基本レートを 65bpm に設定します（図7）。また，デバイスはレートヒステリシスを Off に設定します。RV 電圧および RV パルス幅パラメータ値は，プログラムされた値のままです。ERI 後，モードとレートを含み，すべてのペーシングパラメータをプログラムすることができます。ただしペーシングパラメータを再プログラムすると，ERI から EOS までの期間が短縮することがあります。

　電池電圧が EOS 状態に達したら，デバイスは「Device Off」モードに切り替わります。デバイスはペーシング動作を永久的に無効にします。プログラマには本製品が EOS に達したことが表示されます。これは，Micra は電池消耗期での抜去が想定されておらず，ほかのデバイスとのなんらかの理由による競合作動が発生することを回避するためです。通常の電池消耗によって Off となった場合は，そこから約 1 年間はテレメトリ通信が可能です。ただし，EOS 状態による Off の場合はペーシングモードに戻すことはできず，診断機能も作動しません。

　推奨交換時期（RRT）に達し新規 Micra を追加挿入したときなど，Micra が 2 台以上植込みされている場合は，インテロゲーション時にプログラマ画面にテレメトリ可能な範囲内の Micra がすべて表示されるので，そのなかから対象となる Micra を選択してプログラミングを行う必要があります。

ERI：
elective replacement indicator

EOS：
end of service

RRT：
recommended replacement time

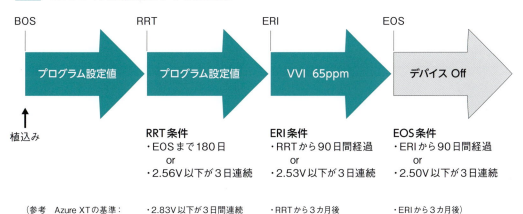

図7 Micra の交換指標および設定変化

BOS：beginning of service, RRT：recommended replacement time, ERI：elective replacement indicator, EOS：end of service

MRI 撮影

　Micra も従来の Medtronic 社製条件付き MRI 対応ペースメーカと同様，SureScan 機能により条件付きで MRI 撮影が可能です（p.136「特殊な状況時での設定を求められた場合」参照）。Micra が右室に植込まれていて，植込み後6週間上経過していること，遺残リードがないことが前提として必要です。従来のペースメーカとの SureScan アルゴリズムの違いを**表4**にまとめます。

　また，Micra を含む複数の植込み機器を有している場合，すべての植込み機器が MRI 対応であり，各植込み機器の MRI を実施する条件をすべて満たしていることが必要です。2個目の新規 Micra を追加した場合も含め，想定される組み合わせ別 MRI 撮影の可否を**表5**にまとめます。

表4　Micra と Azure XT SR（Medtronic 社）の比較：SureScan

	Micra	Azure XT SR
MRI 撮影可能なペースメーカの条件 　ペーシング閾値 　電池状態 　トゥイッチングの有無	4.5V/ 設定されたパルス幅以下 RRT に入っていないこと SureScan が ON のときにトゥイッチングしないこと	2.0V/0.4msec 以下 ERI に入っていなこと 5.0V/1.0msec でトゥイッチングしないこと
MRI 撮影時の設定 　モード 　出力 　レート MRI 自動設定 MRI 設定自動解除	VOO，OVO 現在の設定電圧 +0.5V/ 現在の設定パルス幅 60 ～ 120ppm 不可 可（24 時間後 OFF）	VOO，OVO 5.0V/1.0msec（ノミナル） 60 ～ 120ppm 不可 可（24 時間後 OFF）

RRT：recommended replacement time，ERI：elective replacement indicator

表5　状況別 Micra 撮像可否まとめ

Micra A	Micra B	他デバイス	撮像条件
BOS 状態			SureScan にして撮像可能
RRT 以降			撮像可能
EOS 以降 （OFF モード）	BOS 状態		Micra A を OFF，Micra B を SureScan にして撮像可
EOS 以降 （OFF モード）		MRI 撮像条件を満たす	Micra A　OFF，他デバイスが条件を満たせば撮像可

BOS：beginning of service，RRT：recommended replacement time，EOS：end of service

各種モニタリング機能を活用しよう

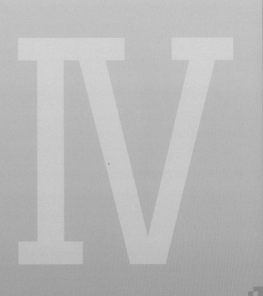

IV

不整脈関連モニタリング

Point
- ペースメーカには心房細動を検知し，その発生状況を詳細に分析し記録する機能があります。
- 心房細動の早期発見や，レートコントロール・リズムコントロールなどの治療効果判定に役立ちますが，誤検知の場合もあり履歴の解釈には注意が必要です。

心房不整脈エピソードデータ

　心房センシング機能のあるペースメーカには頻脈性心房不整脈エピソードやモードスイッチの回数・持続時間が記録されるので，そこから心房細動（AF）の発生状況を読み取ることができます（図1，2）。ただし，ペースメーカのメモリー容量には限界があり，心電図実記録が残せる総時間は限られています。心房・心室のペーシングとセンシングのイベントマーカのみの記録だけでは心房不整脈かどうか判断が困難な場合もあります。

　ペースメーカによるAF検出能力は90%を超える正確性を有するとされますが，筋電図や外部からの雑音を誤認識することもあります。例えば，心房リードで心室電位を感知するFar-field R wave（FFRW）センシングが生じると，心房波と心室波をダブルカウントしてしまい，心房拍数が2倍になり，ペースメーカが頻脈と誤認識する可能性があります。一方，洞調律時の心房波高と比べ，AF時のf波高は低いことが多いので，心房波以外を除外するため心房の感度設定を鈍く設定しすぎると，AF時のf波を認識できなくなります。履歴の解釈には注意が必要で，記録が残っていれば心内心電図も確認することが望まれます（図3）。ただし，不整脈イベント前心電図（EGM）保存は，EGM回路を常に使用可能な状態に保つことで動作するため，電池寿命が短くなるので注意が必要です。

各社のAF検出の検知基準

　各社のAF検出の検知基準および表示内容を表1に示します。モードスイッチ（p.110「上室不整脈が多い場合」参照）の際のAF検知基準と同じ場合が多いですが，SORIN社ではモードスイッチとは異なった基準を設けています。BIOTRONIK社では検知基準を心房頻拍（AT）かモードスイッチかで選択できるようになっています。また，Abbott社ではAT/AFから復帰したと判断

AF:
atrial fibrillation

EGM:
electrogram

AT:
atrial tachycardia

図1 心房細動関連の表示内容の例（Boston Scientific社）

AFの出現割合，1日当たりの平均出現時間、持続時間ごとの出現回数など表示

データ解析期間を表示

	Reset Before Last 23 day(s) 10 Jul 2018 to 02 Aug 2018	Since Last Reset 12 day(s) 02 Aug 2018 to Today
Atrial Arrhythmia		
% AT/AF	16	4
Total Time in AT/AF (days)	3.7	0.5
Episodes by Duration		
< 1 minute	761	314
1 min - < 1 hr	308	163
1 hr - < 24 hr	22	0
24 hr - < 48 hr	0	0
> 48 hr	0	0
Total PACs	64.3K	40.5K
Ventricular Counters		
Total PVCs	589	1.2K
Three or More PVCs	0	0

図2 心房細動関連の表示内容の例（Abbott社）

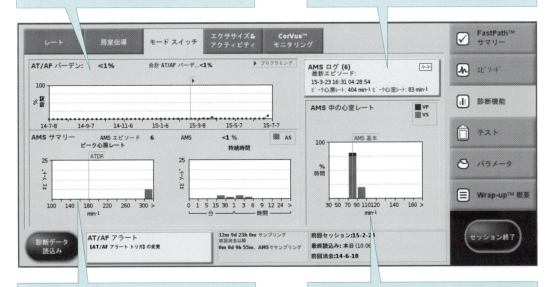

● AT/AF バーデン
52週間にわたる[AT/AF バーデン]のパーセンテージを示すグラフが表示されます
グラフの各データポイントは，7日間に患者がAT/AFになっていた時間の割合を示します

● AMS ログ
ウィンドウを開くと，最大32イベントまでのモードスイッチイベントが一覧表示されます

● AMS サマリー
ピーク心房レートは，そのレートの範囲内にある心房レートで発生したモードスイッチエピソードの数を表します
持続時間は，その持続時間の範囲で発生したエピソードの数を表します

● AMS 中の心室レート
モードスイッチ中の心室活動を示すヒストグラムが表示されます
このヒストグラムで，モードスイッチ中に生じた自己脈のレートと割合が確認できます

AMS：オートモードスイッチ

図3 適切に心房細動時が記録された心電図例（Boston Scientific社）

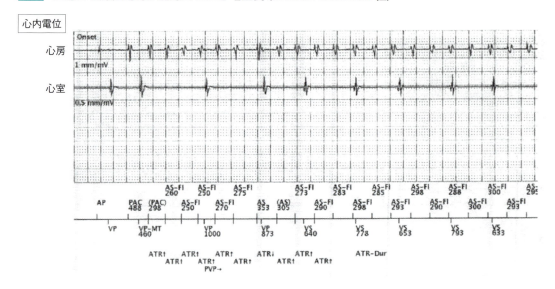

表1 各社ペースメーカのAT/AF検出基準と表示内容

	Azure XT （Medtronic社）	ACCOLADE （Boston Scientific社）	Assurity （Abbott社）	Evity 8 （BIOTRONIK社）	KORA 250 （SORIN社）
AF検知基準	心室イベント間に、心房イベントが2個以上の状態が32回確認される。かつ、直近12個の心房インターバルの中央値が設定基準より短い場合	心房センシングイベントが設定されたサイクル（1～8サイクル）で設定された心房頻拍検出レート（100～300ppm）を超える場合	フィルタ後心房レートインターバルが設定された検出心房レートのインターバルより短い場合	OFF／AT／ModeSwitchいづれかを選択可。AT選択時、設定された心房レート（100～250bpm）以上の心房頻拍を36/48以上満たした場合	28/32拍WARAD内で心房センシング、または18～27/32拍WARAD内で心房センシングを検出し、さらに18/32拍満たした場合
AF中の心室レート（bpm）	ヒストグラムで表示	平均心室レートを表示	ヒストグラムで表示	ヒストグラムとHolter心電図で表示	平均心室レートを表示
AF時間（%）（バーデン）	○	○	○	○	○
1日あたりの平均AF時間（時間／日）	○	×	○	○	×
時間帯別AF発生頻度	×	×	×	○	×
その他の表示	AFに対するペーシング治療効果	AF中の最大心室レートも表示	AFの持続時間別の回数、1年間毎日のAFエピソード数のトレンド	A/Vの直近24時間のHeart Rate Plot（10分ごと）およびペーシングトレンドを表示	直近24時間のHeart Rate Curveを表示

するアルゴリズムがモードスイッチとは異なります。一番の違いはAT/AFモニタリングでは、AT/AFから復帰すると20秒のモニタリング期間に入り、その間にAT/AFを検出すると別々のイベントとしてではなく、一つのイベントとして記録します。AT/AFモニタリング記録とモードスイッチのデータが異なることがあるのは、このためです。このような違いをもたせているのは、アンダーセンシングなどによりAT/AF検出イベントを正確に把握できなくなることを防ぐためです。

　表示されたAT/AFの出現頻度やAT/AF中の心室レートなどの臨床情報をみることで、無症候性AFの発見や、AT/AFに対するリズムコントロールやレートコントロールの効果の判定にも役立ちます。

心室不整脈エピソードデータ

　持続性および非持続性心室頻拍に関する情報も記録されており、治療に役立てることができます。ただし、ペースメーカ機種ごとに診断アルゴリズムに違いがあり（表2）、実際は上室不整脈でも心室不整脈と診断されることがあります。また、脚ブロックなどにて遅延した心室電位や、T波のダブルカウントセンシングなどによる偽陽性所見も高頻度で含まれており、必ず記録された心内心電図での確認を行うことが望まれます。心房電位と心室電位をそれぞれ確認し、心室期外収縮より開始し心房・心室解離が確認され、心房レートより心室レートのほうが早ければ心室頻拍と診断できます（図4）。また、自己脈の心内電位との比較も診断には有用であり、心室頻拍が単形性か多形性かの診断も可能です。

各種モニタリング機能を活用しよう

表2 各社ペースメーカの心室頻拍検出アルゴリズム

	Azure XT （Medtronic 社）	ACCOLADE （Boston Scientific 社）	Assurity （Abbott 社）	Evity 8 （BIOTRONIK 社）	KORA 250 （SORIN 社）
NSVT/VT 検知基準	心室センシングインターバルが16回（シングルチャンバーでは20回）連続して，プログラムしたVTモニター検出インターバル（ノミナル400msec）より短い場合。かつ，心室レートが心房レートより速い場合VTと判定 5回以上16回未満の場合はNSVTに分類される	**初期検出**：10拍のスライド検出窓のうち8拍が頻拍検出レートを超える（On setの3拍は連続していることが必要）場合。検出窓は新しい心拍が発生するごとにスライドしていく **持続検出**：初期検出を満たした後，10拍のスライド検出窓のうち6拍以上が頻拍検出レートを超え，かつ持続検出内の最新10拍の平均VVレートが平均AAレートより10bpm以上速い場合VTと判定 検出レートは90～220bpmで設定可（ノミナル160bpm）	検出レート（125～300bpm）が設定サイクル数（2～20サイクル）連続した際にNSVT/VTエピソードと判定される	心室レートが設定拍数（4～16拍），設定レート（150～200bpm）を満たした場合NSVT/VTエピソードと判定される	参照するRR間隔に対しての25％の早期性を持ったイベントが5連以上継続した場合NSVT/VTエピソードと判定される
心電図記録 様式	NSVT： 停止前10秒 VT： 検出前5秒，停止前10秒	On set3拍目の前5秒と後10秒	高心室レートのOn set後記録時間は20秒～5分設定可，On set前2～60秒で設定可	On set前の記録の割合を0％，25％，50％，75％，100％から選択可（それによりOn set後は自動で決まる）	On setの前12秒，後3秒記録

NSVT：nonsustained ventricular tachycardia（非持続性心室頻拍），VT：ventricular tachycardia（心室頻拍）

図4　心室頻拍時の記録された心電図例（SORIN 社）

上段に心内心房電位，中段に心内心室電位，下段に心内電位に対するマーカーを示します。
緑矢印に示すように心内心房電位は小さいが，心房マーカーは対応しており認識はされています。
5 拍目の心室期外収縮（黒矢印）から心内心室波形が変化し，心室インターバルも短縮しています。
頻拍中も心房波は規則的に出現し，心房波に比し心室波の数が多く心室頻拍と思われます。

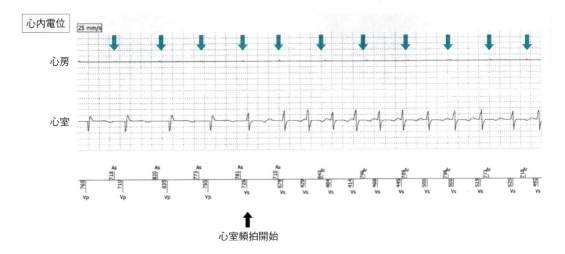

心不全関連モニタリング

- デバイス本体とリード電極を用いて，胸郭インピーダンスを測定し，その経時的な変化を観察することで，心不全傾向を早期に確認できる可能性があります。
- 胸部インピーダンスの低下する要因は肺うっ血以外にもあり，その解釈には注意が必要です。

OptiVol

　中等度から重度の心不全患者は，全身および胸腔内の体液貯留による代償不全を発症する危険性が高い状態にあります。胸腔内体液貯留の早期発見を進めることは心不全の早期治療介入につながる可能性があります。水分量が増加すると電流が流れやすくなって抵抗値が下がり，逆に水分量が減少すると電流が流れにくくなって抵抗値が上昇する原理を反映して，胸郭インピーダンスの変化と胸腔または肺における体液貯留との間には逆相関があることが臨床研究で報告されています[1]。すなわち肺うっ血が進行するにつれて，胸郭インピーダンスは減少し，逆に胸郭インピーダンスの上昇は，肺水分量の減少を示唆します。

　Medtronic社製ペースメーカに備わっているOptiVol 2.0 ステータスモニタリング機能では，胸腔内の組織を通る「右室近位／遠位電極とペースメーカ本体」の通電経路を用いて，患者の胸郭インピーダンスを測定します。胸郭インピーダンスの測定は，正午から午後5時までの間に定期的に行われ，1日のインピーダンス測定をすべて終えた後に，その日のインピーダンス基準値が算出されます。このデイリーインピーダンスの値から特別な計算式によりリファレンスインピーダンスが算出され，インピーダンスの変動を評価する際に使用します。リファレンスインピーダンスの初回算出は，植込み後のインピーダンス測定の34日目に行われます。

　デイリーインピーダンスがリファレンスインピーダンスを下回った場合は，患者の胸腔内における体液貯留を示している可能性があります。デイリーインピーダンスがリファレンスインピーダンスを下回った状態が継続する場合は，デイリーインピーダンス値とリファレンスインピーダンス値の差，直近30日分がOptiVol 2.0 インデックス値に加算されます。その値が閾値（ノミナ

ル60設定）を超えるとアラートが起動します．一方，デイリーインピーダンスの上昇は，胸腔内体液貯留の改善を反映している可能性があり，OptiVol 2.0インデックスは低下します．デイリーインピーダンスがリファレンスインピーダンスまで戻ると，OptiVolイベントは終了したと判断され，OptiVol 2.0インデックスが0にリセットされます（図1）．

　OptiVolアラートの数が多すぎる場合は，OptiVol閾値の感度が高すぎる（閾値が低すぎる）ことが考えられるため，OptiVol閾値を上げることを考慮します．一方，患者に胸腔内体液貯留が認められるにもかかわらず，OptiVolアラートが発生しない場合や発生が遅延する場合は，OptiVol閾値の感度が低すぎる（閾値が高すぎる）ことが考えられるので，OptiVol閾値を下げることを考慮します．また，OptiVolに影響を与える因子として，肺うっ血以外にも肺炎，気管支喘息，貧血，ポケット感染などもあり，実際の臨床所見とOptiVol

図1　OptiVol2.0（Medtronic社）

①OptiVol閾値．
②OptiVol 2.0インデックス：患者の個人差に応じて調整されたデイリーインピーダンスとリファレンスインピーダンスとの直近30日分の累積差．
③リファレンスインピーダンスはデイリーインピーダンスの変化にゆっくりと追従します．
④デイリーインピーダンスは，1日あたりの複数回のインピーダンス測定値の平均値です．

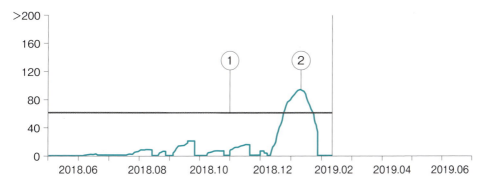

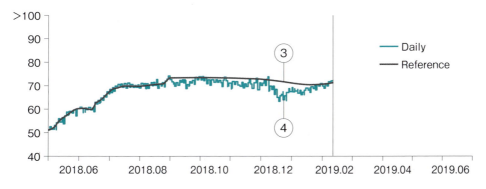

の値との乖離が大きい場合にはほかの因子の影響の有無も検討します。

CorVue

　Abbott社製ペースメーカにはCorVueとよばれる心不全モニタリングシステムがあり，胸腔内インピーダンス値が計測されます。

　CorVueモニタリングは，複数のベクトルで胸郭インピーダンスの変動を経時的にモニタリングし，直近14日間の平均抵抗（リファレンスインピーダンス）と2時間ごとの抵抗（デイリーインピーダンス）を比較します。デイリーインピーダンス値がリファレンスインピーダンス値を設定された一定期間連続で下回るとアラートが起動します。最長12カ月間のインピーダンスをグラフ化したデータとして，プログラマーなどで読み取ることができます（図2）。

図2　CorVue（Abbott社）
デイリーインピーダンス：2時間ごとに計測される抵抗。
リファレンスインピーダンス：直近14日間（ノミナル）の抵抗の移動平均。
設定日数（図では11日間）以上デイリーインピーダンスがリファレンスインピーダンスを下回ればアラートが起動されます。デイリーインピーダンスがリファレンスインピーダンスまで戻るとアラートは終了します。

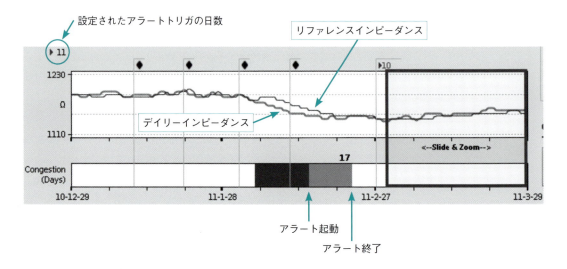

胸郭インピーダンス

　BIOTRONIK社製ペースメーカにも胸郭インピーダンスを測定することで胸腔内の水分量の変化を推測する機能があります（図3）。1時間ごとに1回，8心拍連続測定し，1日当たりの平均値を表示します。

　測定方法は，電流を右室近位電極とペースメーカ本体の間で流し，心室センシングまたはペーシングの90msec後にインピーダンスを測定します。デュアルチャンバーでAAIモード選択時は，心房センシングまたはペーシングの90msec後に測定（電流は右室リング電極とペースメーカ本体の間で流れます）しますが，シングルチャンバーでAAIモード選択時は，胸郭インピーダンスの測定はできません。

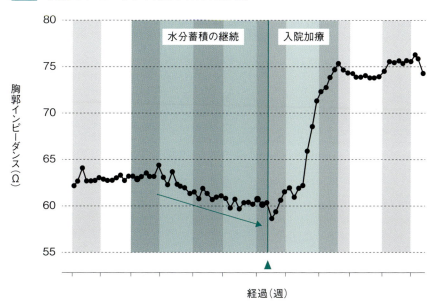

図3　胸郭インピーダンス（BIOTRONIK社）

◆ 文献

1) Yu CM, Wang L, Chau E, et al: Intrathoracic impedance monitoring in patients with heart failure: correlation with fluid status and feasibility of early warning preceding hospitalization. Circulation 2005 ; 112 (6) : 841-8.

その他の生体情報モニタリング

Point
- 心拍変動の減少は死亡リスクの1つと考えられ，SDANN，LF/HF，Footprintなどの指標があります。
- 分時換気量センサを応用して，睡眠時呼吸障害を測定する機能があります。

　心臓ペースメーカには前述した不整脈や胸郭インピーダンスのモニタリングのほかにも，心拍数・心拍変動・患者活動量・呼吸数・呼吸障害指数などさまざまな生体情報が連日蓄積されています。長期にわたって収集した情報を分析することで，ペースメーカの設定変更や薬物療法の調節，心不全入院の予防などにつなげられる可能性もあります。各社の表示可能な生体情報を表1に示します。

表1 各社生体情報の比較

	Azure XT (Medtronic 社)	ACCOLADE (Boston Scientific 社)	Assurity (Abbott 社)	Evity 8 (BIOTRONIK 社)	KORA 250 (SORIN 社)
生体情報表示の名称	Cardiac Compass	Patient Diagnostics	DirectTrend	HTモニタースタティスティックス	特になし
心不全（胸郭インピーダンス測定）	○ (OptiVol2.0)	×	○ (CorVue)	○	×
患者 activity	○	○	○	○	○
心拍変動	○	○	×	○	×
呼吸障害	×	AP Scan トレンド	×	×	SAM

SAM：sleep apnea monitering

心拍変動（HRV）

　心拍変動の低下は心不全などの予後不良予測因子の1つと考えられていますが，表示方法には各社それぞれ特徴があります（図1）。

　Medtronic社とBIOTRONIK社では，心房SDANN（5分ごとの心房インターバルの平均値の標準偏差）の測定に基づきます。すなわち，自己調律の各心房インターバルを測定し，5分間の自己調律の平均心房インターバルが求められます。得られた5分間ずつの平均値を24時間分蓄積します。これを用いて標準偏差が計算されグラフにプロットして表示されます（図1①，②）。

　Boston Scientific社では24時間内に取集された患者の自己心拍数の変動を測定しSDANN，ABMおよびHRV Footprintで表示します。ABMはLF/HF比のトレンドを示します。LF/HF比は自律神経バランスの指標とされ，交感神経の変化を反映します。また，HRV Footprintとは横軸に心拍数，縦軸に心拍の変動値（msec）を表したグラフに，1拍ごとにプロットしていきその密度を色で表したグラフの面積の割合（％）です（図1③）。心拍の変動が大きくなると色のついた面積が広くなります。SDANNおよびHRV Footprintの数値が高いほど死亡リスクが有意に低下することが報告されています[1]。

HRV：
heart rate variability

SDANN：
standard deviation of mean values for normal-to-normal intervals over 5 min

ABM：
autonomic balance monitor

図1　心拍変動表示法の比較

① Medtronic社

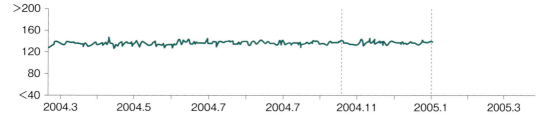

② BIOTRONIK社

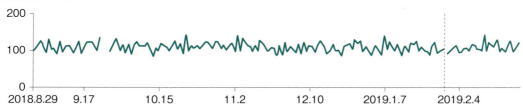

③ Boston Scientific 社

Footprint のグラフ

- 色により密度の違いを示している
- Footprint はプロットされた面積の割合（%）を示している

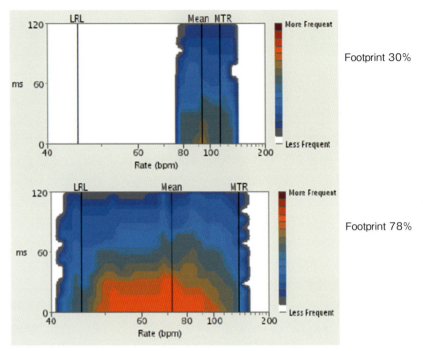

各種 HRV のトレンド表示

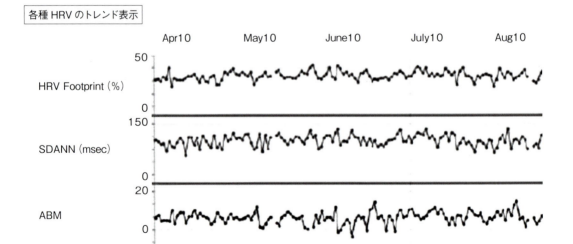

呼吸関連情報

睡眠時無呼吸症候群（SAS）とは睡眠中に呼吸が止まった状態（無呼吸）または呼吸が弱くなった状態（低呼吸）が断続的に繰り返される病気です。その結果十分に睡眠がとれず，日中の眠気，集中力，活力に欠ける，居眠りがちになり，居眠り運転で事故や重大事故などを起こしやすくなります。日本での有病率の正確な統計はありませんが中年男性の4%（女性は0.5 ～ 2%）と言われていますが，ペースメーカ植込み患者ではさらに増加すると報告[2]されています。

SAS：
sleep apnea syndrome

AP Scan トレンド (Boston Scientific 社)

Boston Scientific 社製ペースメーカには AP Scan トレンドという機能がついています。これは分時換気量（MV）センサ（p.16「レートの設定」参照）を利用して，患者の1日の呼吸数の最小値，最大値，中央値のトレンドを表示します。また，睡眠時間中に生じる1時間あたりの呼吸障害イベント（RDE）の平均回数を表示します。ジェネレータ本体は呼吸信号の振幅が26%以上低下し，10秒以上持続した場合を呼吸障害イベントとみなします。睡眠中の呼吸障害イベントの合計数を設定された睡眠時間で割ると平均が求められます。この平均は1日1回 AP Scan トレンドにプロットされます。重度の睡眠呼吸障害は，1時間のイベント数が30を超える場合とされます。このような日常測定値は最長1年間保存されます。

MV：
minute ventilation

RDE：
respiratory disturbance events

SAM (SORIN 社)

SORIN 社製ペースメーカには SAM という機能がついています。同様に MV センサを用いて胸郭インピーダンスの変化を測定し，連続するサイクルを分析することで夜間（モニタリング時間設定可能）の異常なイベントを検知する機能です。胸郭インピーダンスの変化は，1呼吸ごとに呼吸間隔と振幅（呼吸の深さ）が計測されます。

異常なイベントはポーズと MV 振幅低下であり「Respiratory events」として表示されます（図2）。ポーズと MV 振幅低下は，モニタリング期間における1時間当たりの合計数，RDI として計算されます。RDI は1時間当たりの胸郭インピーダンスが乱れた回数であり，異常なイベントの回数をモニタリング時間（選択可能な5時間）で除して計算されます（図3）。

ただし，いずれもペースメーカに付随するこれらの機能のみで睡眠呼吸障害の確定診断をすることはできません。

SAM：
Sleep Apnea Monitoring

RDI：
respiratory disturbance index

図2 異常なイベントの定義

異常なイベントはポーズと振幅低下であり，以下のように定義されます。
①ポーズ　　　：2つのMVサイクル間が10秒以上空いている。
②MV振幅低下：最後の正常な6サイクルの平均と比較したMV値が少なくとも10秒間50%以下。

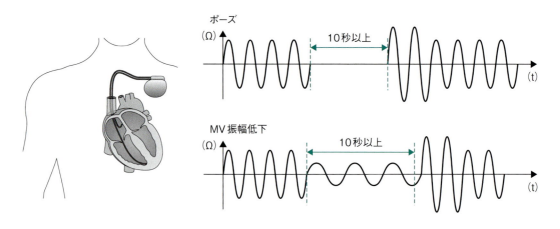

図3 RDI (respiratory disturbance index)

$$RDI = \frac{ポーズの数＋MV振幅低下の数}{モニタリング時間（5時間）}$$

◇ 文献

1) Cilliam ER III, Sing JP, Mullin CM, et al: Prognostic value of heart rate variability footprint and standard deviation of average 5-minute intrinsic R-R intervals for mortality in cardiac resynchronization therapy patients. J Electrocardiol 2007 ; 40: 336-42.
2) Matsushita K, Ishikawa T, Toda N, et al: Long-term effect of cardiac pacing on sleep-disordered breathing in patients with conventional indications for a permanent pacemaker. J Arrhythm 2014; 30: 95-9.

遠隔モニタリング

Point
- 遠隔モニタリングを利用することでペースメーカの異常や不整脈・心不全の早期発見と対応ができる可能性があります。

遠隔モニタリングとは

　遠隔モニタリングとは患者が自宅に居る状態で，医療サイドでペースメーカのデータを閲覧することができるシステムです。自宅に設置したトランスミッタとよばれる通信機器が電話回線を介してペースメーカの情報をメーカーのサーバに送り，医療者はその情報を厳重なセキュリティ管理下にある各社のウェブ上で確認するものです（図1）。Boston Scientific社のLATITUDEというシステムでは，ペースメーカ情報だけでなく，専用の血圧計・体重計を用いることで血圧・体重も連動してモニタリング可能となっています。

図1　遠隔モニタリングの流れ（BIOTRONIK社の場合）

ペースメーカは，1日1回その日のデータを自動的にワイヤレスでカーディオメッセンジャーに送信します。
ペースメーカからデータを受信したカーディオメッセンジャーは，携帯電話回線を通じドイツのサービスセンターへデータを自動的に送信します。サービスセンターでは，受信したデータをもとに自動でカーディオレポートを作成します。医療スタッフはインターネットを通じ，そのデータをいつでも，どこからでも閲覧することが可能です。
データ伝送は毎日，設定時刻に行われます。通常患者が就寝中と推測される0：00〜4：00の時間が推奨されます。AUTOに設定すると1：00〜2：00の間で自動に設定されます。すべてが自動なので，機器の操作をする必要はありません。必要に応じてデータ受信を知らせるメールの設定もできます（以前のFAXでのアラートサービスは現在終了）。

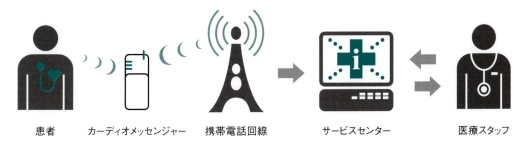

患者　　カーディオメッセンジャー　　携帯電話回線　　サービスセンター　　医療スタッフ

（BIOTRONIK社より資料提供）

各種モニタリング機能を活用しよう

〰 データ送信の実際

　ペースメーカとトランスミッタの間で行われるデータ通信は，患者の操作が必要な手動タイプと，操作が不必要な自動タイプがあります（**表1**）。手動タイプでは，患者がトランスミッタに接続しているワンドをペースメーカが植込まれている部位の上にあてて送信ボタンを押すだけで，データが送信されます。自動送信タイプでは，就寝する場所の近くにトランスミッタを置いておくと，就寝中に定期的に無線でペースメーカからトランスミッタへ情報が転送されます。送信間隔は医療者が任意に決められますが，月に1回とすることが多いです（BIOTRONIK JAPAN は自動でデイリー送信のみ）。

　また，これとは別に心室頻拍や心房細動など不整脈イベント，ペーシング閾値の上昇，リードインピーダンスの急な変化やバッテリの低下，心不全指標の悪化などあらかじめ設定しておいた条件を満たす場合には，緊急でデータの送信がなされます。同時にアラートイベントが送信されたことが担当医へe-mailやファクシミリで連絡されます。なお，トランスミッタは患者診断情報などの読み取りおよび伝送を行うのみの機器であり，ペースメーカの設定変更はできません。各社のトランスミッタを**表2**に示します。

　このように遠隔モニタリングをすることでペースメーカの異常や不整脈・心不全の早期発見と対応が可能です。また，遠隔モニタリングを上手に併用することで対面診療としての外来診療の省力化や外来受診間隔の延長なども期待できます。ただし，日本不整脈心電学会が2018年4月に作成した「心臓

表1　各社遠隔モニタリング

	Azure　XT （Medtronic 社）	ACCOLADE （Boston Scientific 社）	Assurity （Abbott 社）	Evity 8 （BIOTRONIK 社）	KORA 250 （SORIN 社）
システムの名称	CareLink	LATITUDE	Merlin. net	Home Monitoring	SMARTVIEW
手動送信	○	×	○	×	○
自動送信	○	○	○	○	×
自動で毎日送信	可	可	不可	可	不可
その他	・患者が手動で予定外送信を行うこともできる ・スマホと連携可能	専用の血圧計・体重計を用いれば血圧・体重も連動してモニタリング可能	・スケジュール送信は最短8日間隔。患者が手動で予定外送信を行うこともできる ・プログラマで読込んだデータと同じものが確認できる	定期心電図送信を日付または間隔（30, 60, 90, 120, 180 日）で設定可能	患者が手動で予定外送信を行うこともできる

170

植込型デバイスにおける遠隔モニタリングステートメント」では，遠隔モニタリングに加えて，年1回以上の対面診療を行うことが推奨されています。また，臨床研究でも遠隔モニタリングの有効性を示す報告が多く[1,2]，2018年に診療報酬改定でデバイス遠隔モニタリング加算が大幅に上昇したこともあり，今後さらに活用されていく機能と思われます。

表2 各社トランスミッタ

	Medtronic 社	Boston Scientific 社	Abbott 社	BIOTRONIK 社	SORIN 社
通信機器の名称	マイケアリンクペイシェントモニタ	LATITUDE Wirelessコミュニケータ	マーリンアットホーム	カーディオメッセンジャー	スマートビュー・ホットスポット
通信距離	Bluetooth（2 m以内）による自動送信＆テレメトリーヘッドによる手動送信	3m 以内	3m 以内	15cm 以上2 m以内	テレメトリーヘッドによる手動送信
写真（各社のご厚意により提供）					

◆ 文献

1) Mabo P, Victor F, Bazin P, et al: A randomized trial of long-term remote monitoring of pacemaker recipients (the COMPAS trial). Eur Heart J 2012 ; 33: 1105-11.
2) Crossley GH, Chen J, Choucair W, et al: Clinical benefits of remote versus transtelephonic monitoring of implanted pacemakers. J Am Coll Cardiol 2009 ; 54: 2012-9.

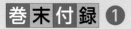

ペースメーカ関連用語略語集

ABM	automatic balance monitor	PAVB	post atrial ventricular blanking
AF	atrial fibrillation	PMOP	post-mode switch overdrive pacing
AFR	atrial flutter response	PMT	Pacemaker-mediated tachycardia
APP	atrial preference pacing	PVAB	post ventricular atrial blanking
ARP	atrial refractory period	PVARP	post ventricular atrial refractory period
ARS	atrial rate stabilization	PVC	premature ventricular contraction
ATDR	atrial tachycardia detection rate	RDE	respiratory disturbance events
ATP	anti-tachycardia pacing	RDI	respiratory disturbance index
ATR	atrial tachy response	RF	radio frequency
BPEG	British Pacing and Electrophysiology Group	RNRVAS	repetitive non-reentrant ventriculoatrial synchrony
CLS	closed loop stimulation	RRT	recommended replacement time
EMI	electro-magnetic interference	SAM	Sleep Apnea Monitoring
EOL	end of life	SAS	sleep apnea syndrome
ER	evoked response	SBR	sudden brady response
ERI	elective replacement indicator	TARP	total atrial refractory period
ERT	elective replacement time	VIP	Ventricular Intrinsic Preference
ESWL	extracorporeal shock wave lithotripsy	VRP	ventricular refractory period
FARI	filtered atrial rate interval	VRR	ventricular rate regulation
FFRW	Far field R wave	VRS	ventricular rate stabilization
HRV	heart rate variability	WARAD	window of atrial rate acceleration detection
IRS	Intrinsic Rhythm Support		
MSR	max sensor rate		
MTR	max tracking rate		
MV	minute ventilation		
MVP	Managed Ventricular Pacing		
NASPE	North American Society of Pacing and Electrophysiology		
NCAP	non-competitive atrial pacing		

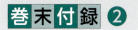

代表的な各社デバイスとプログラマ一覧

本編で解説されている各社の代表的なペースメーカとプログラマの一覧を示します（**表1**）。

表1 各社プログラマ一覧

	Medtronic 社	Boston Scientific 社	Abbott 社
本編で主に解説したペースメーカ	Azure XT	ACCOLADE	Assurity
プログラマ			
プログラマの特徴	ディスタンステレメトリ機能によって，対応デバイスとワイヤレス接続可能，アナライザー機能あり	ワイヤレストランスミッタと接続することでで，ワイヤレス接続可能 日本語表記可能	USBポートからPDFデータやスクリーンショットのダウンロード可能

	BIOTRONIK 社	SORIN 社
本編で主に解説したペースメーカ	Evity 8	KORA 250
プログラマ		
プログラマの特徴	デバイスデータ保存（プログラマHDD内） 患者データPDF作成機能，アナライザー機能あり	デバイスシリアルごとのイントロゲートデータが自動的にハードへ保存される

（写真は各社のご厚意により提供）

索引

【あ】

アクセラレーション………………………………132
アクティビティ閾値………………………………106
アフターポテンシャル………………………72, 82
アンダーセンシング…………………………27, 58
息切れ…………………………………………68, 106
閾値………………………………………………………85
　●チェック…………………………………………45
　●電圧………………………………………………22
　●の上昇……………………………………………85
インターベンションレート………………………131
インピーダンス……………………………………19
右室ペーシング……………………………………96
遠隔モニタリング…………………………………169
横隔神経刺激………………………………………93
横隔神経の走行……………………………………93
オートモードスイッチ……………………………119
オーバーセンシング………………27, 59, 65, 72
オーバードライブモード…………111, 112, 114

【か】

カウンター設定…………………………………60, 62
各社モードスイッチ機能…………………………117
加速度センサ………………………………………18
感度…………………………………………………27, 48
　●の設定……………………………………………27
　●の測定法…………………………………………48
偽偽融合収縮………………………………………80
基本的なペーシングモード………………………11
基本レート………………………………………16, 127
キャプチャー………………………………………46
偽融合収縮…………………………………………80
急速徐脈応答………………………………………130
胸郭インピーダンス……………160, 163, 167
競合心房ペーシング防止機能……………………116
極性の設定…………………………………………30
緊急ペーシング……………………………………52
　●時の設定比較……………………………………53
クロストーク………………………………………82
　●防止機能の比較…………………………………84
頸動脈洞症候群……………………………………128
血管迷走神経性失神………………………………128
検知…………………………………………………10
コイル………………………………………………89
高感度………………………………………………27
高周波電磁界………………………………………90
高電圧交流電界……………………………………90
後電位………………………………………………72
抗頻拍ペーシング…………………………………122
呼吸関連情報………………………………………167
呼吸障害イベント…………………………………167

【さ】

サーチインターバル………………………………20
サーチヒステリシス………………………………20
最高感度……………………………………………29
最大トラッキングレート…………………16, 39, 68
磁気共鳴画像(MRI)検査時………………………137
刺激…………………………………………………10
刺激閾値……………………………………………22
自己房室伝導………………………………………60
自動AVディレイ調節機能…………………………33
自動PVARP………………………………………40, 77
自動閾値測定機能…………………………………45
自動感度調節………………………………………28
　●機能の比較………………………………………29
自動出力調節機能…………………………………23
　●閾値測定時間……………………………………24
自動リード抵抗装置………………………………62
出力…………………………………………………22
上室期外収縮………………………………………110
上室不整脈…………………………………………110
小児…………………………………………………126
徐脈…………………………………………………12
シングルチャンバーペースメーカ………………10
神経調節性失神……………………………………128
心室…………………………………………………12
心室イベント後心房不応期………16, 39, 74, 115
心室イベント後心房ブランキング………………40
心室オーバーセンシング…………………………42
心室カウンター……………………………………60
心室感度……………………………………………72
心室期外収縮………………………………62, 74, 124
心室高頻度ペーシングの防止……………………116
心室セーフティスタンバイ機能…………………83
心室波………………………………………………72
心室頻拍検出アルゴリズム………………………158
心室不応期…………………………………………41
心室不整脈…………………………………………124
　●エピソードデータ………………………………157
心室ペーシング……………………………………96
　●後心房ブランキング時間………………………72
　●最小化機能………………………………………97
心室レートスタビライゼーション………………124
心室レート制御……………………………………121
心内電位…………………………………………65, 88
心拍数の問題………………………………………127
心拍変動……………………………………………165
心不全関連モニタリング…………………………160
心房…………………………………………………12
心房・心室解離……………………………………157
心房・心室不応期の目的…………………………37
心房イベント後心室不応期………………………41
心房カウンター……………………………………60

INDEX

心房感度……………………………… 72
心房細動……………………… 110, 154
　●治療機能……………………122
心房頻拍……………………………… 69
　●検出レート…………………119
心房不応期…………………………… 38
心房不整脈………………… 116, 121
　●エピソードデータ…………154
心房プリファレンスペーシング……112
心房ペーシングインターバル………110
心房ペーシングスパイク…………… 80
心房リード…………………………… 93
心房レートスタビライゼーション……110
推奨交換時期………………………… 49
睡眠時無呼吸症候群………………167
スキャンヒステリシス……………… 20
スリープファンクション…………… 20
スルーレート…………………… 27, 28
静磁界………………………………… 90
生体情報モニタリング……………164
生理的ペーシング…………………126
セーフティーペーシング機能…… 82, 83
絶対不応期…………………………… 37
センサーオプティマイゼーション……109
センサ閾値…………………………106
　●自動設定機能………………109
センシング………………………… 10
　●閾値…………………… 26, 74
　●回路………………………… 26
　●の設定……………………… 26
　●不応期……………………… 29
　●不全………………………… 74
選択的交換指標……………………… 49
双極…………………………………… 30
　●設定………………………… 30
　●センシング………………… 30
　●ペーシング………………… 30
総心房不応期…………………… 39, 69

【た】

体外衝撃波結石破砕術施行時………137
単極…………………………………… 30
　●設定………………………… 30
　●ペーシング………………… 30
低感度………………………………… 27
デイリーインピーダンス……………160
データ送信…………………………170
デュアルチャンバーペーシング……127
デュアルチャンバーペースメーカ… 10
テレメトリ…………………………… 50
テレメトリコイル…………………… 89
電圧…………………………………… 22
電気メス……………………………136

電気力線……………………………… 89
電磁干渉……………………………… 88
電池残量……………………………… 49
伝導AFレスポンス…………………121
伝導電流……………………………… 89
洞不全症候群………………………… 77
特殊な状況時………………………136
トランスミッタ……………………171
ドロップ検出………………………129

【な】

ナイトレート………………………… 20
ネガティブAVヒステリシス機能…… 36
ノイズ………………………………… 88
　●混入………………………… 88
　●発生源……………………… 90
ノイズリバージョン…………… 88, 90
　●の特徴……………………… 92
ノンキャプチャー…………………… 46

【は】

肺うっ血……………………………160
パルス幅……………………………… 22
バンドパスフィルター……………… 26
反復性非リエントリー性室房同期(RNRVAS)… 78, 79
非競合心房ペーシング……………115
ヒステリシス…………………… 19, 67
非生理的ペーシング………………126
頻脈性心房不整脈………… 14, 110, 116
フィルタ後心房レートインターバル……119
不応期………………………………… 37
　●の自動調節機能…………… 40
　●の設定……………………… 37
フォールバックモードスイッチ……119
不具合事象…………………………134
不整脈関連モニタリング…………154
不同期………………………………… 96
ブランキングピリオド……………… 37
プログラマ一覧……………………173
分時換気量……………………… 18, 167
閉塞性肥大型心筋症………………… 36
ペーシング………………………… 10, 65
ペーシング閾値…………… 22, 74, 85
　●の測定……………………… 46
ペーシングインターバル…………… 67
ペーシング出力の設定……………… 22
ペーシングスパイク………………… 80
ペーシングパルス…………………… 80
ペーシング不全………………… 66, 74
ペーシングモード……………… 11, 12
ペーシングレート…………………… 51
ペースメーカ外来…………………… 44

175

ペースメーカ起因性頻拍 … 34, 39, 69, 74, 97, 124
　●の定義‥‥‥‥‥‥‥‥‥‥‥‥‥‥ 76
　●の停止・防止機能 ‥‥‥‥‥‥‥‥‥ 74
ペースメーカ症候群‥‥‥‥‥‥‥‥‥‥ 94
ペースメーカ性ウェンケバッハ現象‥‥‥‥ 69
ペースメーカモード‥‥‥‥‥‥‥‥‥‥ 10
変動磁界‥‥‥‥‥‥‥‥‥‥‥‥‥‥‥ 89
放射線‥‥‥‥‥‥‥‥‥‥‥‥‥‥‥‥ 90
ポーズサプレッション‥‥‥‥‥‥‥‥‥110
ポストモードスイッチオーバードライブペーシング
　‥‥‥‥‥‥‥‥‥‥‥‥‥‥‥‥‥120

【ま・や】

マグネットレート‥‥‥‥‥‥‥‥‥‥‥ 51
　●の指標‥‥‥‥‥‥‥‥‥‥‥‥‥‥ 51
めまい‥‥‥‥‥‥‥‥‥‥‥‥‥‥‥‥ 68
モードスイッチ‥‥‥‥‥‥‥‥‥‥‥‥116
モードスイッチング‥‥‥‥‥‥‥‥‥‥119
融合収縮‥‥‥‥‥‥‥‥‥‥‥‥‥‥‥ 80

【ら】

ランナウエイ防護回路‥‥‥‥‥‥‥‥‥ 64
リード線‥‥‥‥‥‥‥‥‥‥ 66, 67, 126
リード抵抗‥‥‥‥‥‥‥‥‥‥‥‥ 49, 86
リード不全‥‥‥‥‥‥‥‥‥‥‥‥‥‥ 88
リチウム電池‥‥‥‥‥‥‥‥‥‥‥‥‥ 50
リファレンスインピーダンス‥‥‥‥‥‥160
レートスムージング機能‥‥‥‥‥‥‥‥133
レートドロップ‥‥‥‥‥‥‥‥‥‥‥‥128
　●レスポンス‥‥‥‥‥‥‥‥‥‥‥‥129
レートの設定‥‥‥‥‥‥‥‥‥‥‥‥‥ 16
レートヒステリシス‥‥‥‥‥‥‥‥‥‥ 19
レートプロファイル最適化機能‥‥‥‥‥108
レートレスポンス‥‥‥‥‥‥‥‥ 17, 106
　●の自動調節機能‥‥‥‥‥‥‥‥‥‥108
レストレート‥‥‥‥‥‥‥‥‥‥‥‥‥ 21
労作時‥‥‥‥‥‥‥‥‥‥‥‥‥‥‥‥106
ローレート検出‥‥‥‥‥‥‥‥‥‥‥‥129

【わ】

ワイヤレステレメトリー‥‥‥‥‥‥‥‥ 54

【A】

AAI ‥‥‥‥‥‥‥‥‥‥‥‥‥‥‥‥ 12
AF検出 ‥‥‥‥‥‥‥‥‥‥‥‥‥‥‥154
AFサプレッション ‥‥‥‥‥‥‥‥‥‥114
anti-tachycardia pacing (ATP) ‥‥‥‥‥122
AP Scanトレンド ‥‥‥‥‥‥‥‥‥‥167
AT/AFモニタリング ‥‥‥‥‥‥‥‥‥157
atrial fibrillation (AF) ‥‥‥‥‥ 110, 154
atrial flutter responce (AFR) ‥‥‥‥‥‥115

atrial preference pacing (APP) ‥‥‥‥‥‥112
atrial rate stabilization (ARS) ‥‥‥‥‥110
atrial refractory period (ARP) ‥‥‥‥‥ 38
atrial tachy response (ATR) ‥‥‥‥‥‥117
atrial tachycardia detection rate (ATDR) ‥‥‥119
automatic balance monitor (ABM) ‥‥‥‥‥165
Automatic MRI mode ‥‥‥‥‥‥‥‥‥140
AV Search+ ‥‥‥‥‥‥‥‥‥‥‥‥ 36
AVスキャンヒステリシス ‥‥‥‥‥‥‥‥ 36
AVディレイ ‥‥‥‥‥‥ 33, 60, 69, 74, 80, 96
　●自動延長方式‥‥‥‥‥‥‥‥‥‥‥102
　●調節機能の比較‥‥‥‥‥‥‥‥‥‥ 35
　●の設定‥‥‥‥‥‥‥‥‥‥‥‥‥‥ 33
　●ヒステリシス‥‥‥‥‥‥‥‥‥‥‥ 97
AVヒステリシス ‥‥‥‥‥‥‥‥ 34, 36
AVリペティティブヒステリシス ‥‥‥‥‥‥ 36

【B】

bipolar ‥‥‥‥‥‥‥‥‥‥‥‥‥‥ 30
blanking period ‥‥‥‥‥‥‥‥‥‥‥ 23
British Pacing and Electrophysiology Group
　(BPEG) ‥‥‥‥‥‥‥‥‥‥‥‥‥ 10

【C】

closed loop stimulation (CLS) ‥‥‥‥‥ 19
CLSモード‥‥‥‥‥‥‥‥‥‥‥ 19, 133
CorVue ‥‥‥‥‥‥‥‥‥‥‥‥‥‥162
CT検査‥‥‥‥‥‥‥‥‥‥‥‥‥‥‥141

【D】

DDD ‥‥‥‥‥‥‥‥‥‥‥‥‥‥‥ 13
DDI‥‥‥‥‥‥‥‥‥‥‥‥‥‥‥‥ 14
Decay Delay ‥‥‥‥‥‥‥‥‥‥‥‥ 29
Dplus ‥‥‥‥‥‥‥‥‥‥‥‥‥‥‥104
dyssynchrony ‥‥‥‥‥‥‥‥‥‥‥‥ 96

【E】

elective replacement indicator (ERI) ‥‥‥‥ 49
elective replacement time (ERT) ‥‥‥‥‥ 49
electro-magnetic interference (EMI) ‥‥‥‥ 88
end of life (EOL)‥‥‥‥‥‥‥‥‥‥‥ 49
ERI移行時の設定比較 ‥‥‥‥‥‥‥‥‥ 49
evoked response (ER) ‥‥‥‥‥‥‥‥‥ 23
　●検出原理‥‥‥‥‥‥‥‥‥‥‥‥‥ 24
extracorporeal shock wave lithotripsy
　(ESWL) ‥‥‥‥‥‥‥‥‥‥‥‥‥137

【F】

fallback mode switch ‥‥‥‥‥‥‥‥‥119
Far field R wave (FFRW) ‥‥‥‥‥ 72, 77
filtered atrial rate interval (FARI) ‥‥‥‥‥119
fusion beat ‥‥‥‥‥‥‥‥‥‥‥‥‥ 80

INDEX

【H・I】

heart rate variability (HRV) ·············165
HRV Footprint ·····························165
Intrinsic Rhythm Support (IRS) plus ·········104

【L・M】

latency ···································· 70
Magnetic Resonance Imaging (MRI) ···········137
Managed Ventricular Pacing (MVP) 2.0 ······ 97
max sensor rate (MRS)·····················117
max tracking rate (MTR) ···················117
maximum AV interval limit ····· 97, 99, 100
microdislodgement ····················· 85
MINERVA study·····························122
minute ventilation (MV) ············ 18, 167
MRIがペースメーカに及ぼすリスク·············137
MRI設定自動解除機能·······················140
MRIの撮影手順·····························138
muscle twitching ······················· 93

【N】

NBGコード ······························· 10
non-competitive atrial pacing (NCAP) ·········115
North American Society of Pacing and
    Electrophysiology (NASPE) ············· 10

【O・P】

OptiVol······························160
Pacemaker-mediated tachycardia (PMT)
    ·········· 34, 39, 69, 74, 78, 94, 97, 124
    ● PMT再発予防 ················· 75, 77
    ● PMT停止 ····················· 75
    ● PMT発生原因 ················· 75
Partial PVAB機能 ··················· 40
post atrial ventricular blanking (PAVB) ··· 62, 82
post ventricular atrial blanking (PVAB)
    ··················· 40, 62, 69, 72
post ventricular atrial refractory period
    (PVARP) ··········· 16, 39, 68, 74, 78, 115
    ● の延長·························· 75
post-mode switch overdrive pacing (PMOP)
    ····································120
premature ventricular contraction (PVC)
    ···················62, 74, 110, 124
    ● レスポンス····················· 75
pseudo-pseudo fusion beat ····················· 80

【Q・R】

QRS波 ·························· 80, 96
R on T ·························· 81, 83
radio frequency (RF) ···················137
rate stabilization during mode switching ···122

Reactive ATP ···························122

recommended replacement time (RRT) ······ 49
repetitive non-reentrant ventriculoatrial
    synchrony (RNRVAS) ················ 78
respiratory disturbance events (RDE) ········167
respiratory disturbance index (RDI) ··· 167, 168
RightRate機能 ·························108
RRauto ·····························109
RYTHMIQ ···························100

【S】

Safe R ······························102
SDANN ·····························165
short-longサイクル現象 ················110
Sleep Apnea Monitoring (SAM) ·········167
sleep apnea syndrome (SAS) ·········167
spike on T ····················· 58, 62
strength-duration曲線 ················ 22
sudden brady response (SBR) ················130

【T】

Threshold Start ······················ 29
total atrial refractory period (TARP) ······ 39, 69

【U】

unipolar ······················· 30
upper rate atrium························116

【V】

VA逆伝導 ························· 72
VA伝導 ··························· 77
VDD ·························· 14, 67
Ventricular Intrinsic Preference (VIP) ···········102
ventricular rate regulation (VRR) ···········121
ventricular rate stabilization (VRS) ···········124
ventricular refractory period (VRP)···········41
Vpサプレッション ······················101
VVI··························· 12

【W】

Wedensky現象 ···················· 47
Wenckebach現象 ·················· 69
Wenckebach作動 ················· 16
window of atrial rate acceleration detection
    (WARAD) ·······················111

【その他】

2:1心室ペーシング ·············· 68, 69
2:1ブロック ····················· 68
    ● レート·························· 69
3文字コード························· 10
5文字コード························· 10

著者紹介 五関善成（ごせき よしなり）

平成元年	東京医科大学卒業
平成 5 年 3 月	東京医科大学大学院内科学第 2 講座終了

略歴

平成 5 年 9 月	横浜赤十字病院循環器内科
平成 9 年 9 月	California 大学 San Francisco 校 心臓電気生理学部門へ留学
平成 12 年 6 月	東京医科大学八王子医療センター 循環器内科
平成 14 年 11 月	東京医科大学第 2 内科助手
平成 18 年 3 月	東京医科大学第 2 内科講師 以後病棟長，外来医長，医局長を歴任
平成 28 年 9 月	厚生中央病院循環器内科部長
平成 31 年 4 月	厚生中央病院循環器内科統括部長 現在に至る

取得資格

日本内科学会専門医，日本医師会認定産業医
日本循環器学会専門医，日本禁煙学会認定指導医
日本不整脈心電学会認定不整脈専門医

所属学会

日本内科学会，日本循環器学会，日本心臓病学会，
日本不整脈学会，日本心電学会，Heart Rhythm

こんなときどうする　ペースメーカプログラミングのキモ！

2019 年 7 月 1 日　第 1 版第 1 刷発行
2023 年 10 月 10 日　　　　　第 5 刷発行

- 監　修　山科　章　やましな あきら
- 著　者　五関善成　ごせき よしなり
- 発行者　吉田富生
- 発行所　株式会社メジカルビュー社
  〒162-0845　東京都新宿区市谷本村町 2-30
  電話　03（5228）2050（代表）
  ホームページ　https://www.medicalview.co.jp/

  営業部　FAX 03（5228）2059
  　　　　E-mail　eigyo@medicalview.co.jp

  編集部　FAX 03（5228）2062
  　　　　E-mail　ed@medicalview.co.jp

- 印刷所　三美印刷株式会社

ISBN978-4-7583-1953-9 C3047

©MEDICAL VIEW, 2019.　Printed in Japan

- 本書に掲載された著作物の複写・複製・転載・翻訳・データベースへの取り込みおよび送信（送信可能化権を含む）・上映・譲渡に関する許諾権は，㈱メジカルビュー社が保有しています．
- JCOPY〈出版者著作権管理機構　委託出版物〉
  本書の無断複製は著作権法上での例外を除き禁じられています．複製される場合は，そのつど事前に，出版者著作権管理機構（電話 03-5244-5088, FAX 03-5244-5089, e-mail：info@jcopy.or.jp）の許諾を得てください．
- 本書をコピー，スキャン，デジタルデータ化するなどの複製を無許諾で行う行為は，著作権法上での限られた例外（「私的使用のための複製」など）を除き禁じられています．大学，病院，企業などにおいて，研究活動，診察を含み業務上使用する目的で上記の行為を行うことは私的使用には該当せず違法です．また私的使用のためであっても，代行業者等の第三者に依頼して上記の行為を行うことは違法となります．